长沙药解

清·黄元御 著

中国健康传媒集团
中国医药科技出版社

内 容 提 要

《长沙药解》四卷，载药 160 种，方 244 首，为黄元御总结《伤寒论》《金匮要略》中方药运用的心得之作。其写法每先论该药药性药理，然后细述其经方中运用及方解。论述详细，疏证精当，是学习伤寒方药的必读之作。供中医研究人员、中医临床工作者、中医爱好者参考学习之用。

图书在版编目（CIP）数据

长沙药解/（清）黄元御著 . —北京：中国医药科技出版社，2017.1
（古中医传承书系 . 方药篇）
ISBN 978 – 7 – 5067 – 8661 – 4

Ⅰ . ①长… Ⅱ . ①黄… Ⅲ . ①中药学 Ⅳ . ①R28

中国版本图书馆 CIP 数据核字（2016）第 195169 号

美术编辑 陈君杞
版式设计 麦和文化

出版 **中国健康传媒集团** | 中国医药科技出版社
地址 北京市海淀区文慧园北路甲 22 号
邮编 100082
电话 发行：010 – 62227427 邮购：010 – 62236938
网址 www. cmstp. com
规格 958 × 650mm $^1/_{16}$
印张 10 $^1/_2$
字数 116 千字
版次 2017 年 1 月第 1 版
印次 2023 年 5 月第 5 次印刷
印刷 三河市航远印刷有限公司
经销 全国各地新华书店
书号 ISBN 978 – 7 – 5067 – 8661 – 4
定价 **28. 00 元**

出版者的话

"古中医"这个名词，真正被人们所熟知，应源于清代彭子益的《圆运动的古中医学》，此书秉承《内经》要旨、仲景心法，以医易河图理论和中气升降理论，将中医辨证论治、理法方药的各个环节，剖析得头头是道，简明易懂，对后学者启悟匪浅。当代著名已故老中医李可先生生前对该书推崇备至，并用十余年的时间，多次亲赴广东、广西等地，收集、整理出版了彭子益遗书《圆运动的古中医学续集》。在一次学术会议上，有位记者问他是不是火神派，李老说：我没有创什么派，只是回到汉代以前的中医之路，一定要冠一个名字，就用彭子益的"古中医"吧！

"古中医"的概念自此为中医界乃至国人所逐步熟悉，复兴古中医，还中医治病之本色成了中医界的一个共识。本丛书的策划编辑也因此萌生了出版一套《古中医传承书系》的念头，后经与李可老先生的拜师弟子张宗祥老师详谈请教后，坚定了丛书的出版决心，并在"李可中医药学术流派国家传承基地"主任吕英教授及其师弟张宗祥老师指导下，对丛书的入选分册进行了初步筛选和确定。在此，谨对张宗祥老师和吕英老师所提供的无私帮助表达深深的谢意！

　　《古中医传承书系》目前分为四篇：经典篇、医理篇、伤寒杂病篇和方药篇。每一篇精选了大家所共识、李可推崇的古中医代表医家的经典医著。首先推出的医理篇，包括《医理真传》（郑钦安）、《医法圆通》（郑钦安）、《四圣心源》（黄元御）和《圆运动的古中医学》（彭子益）。继医理篇后，现推出方药篇，包括《长沙药解》（黄元御）、《玉楸药解》（黄元御）、《彭子益评注〈四圣心源〉》（彭子益）、《经证证药录》（王继志）和《伤寒论类方汇参（李可批注版)》（左季云）。

　　意有千意，理只一条，古中医理论是中医理论的王道之法，古中医扎根于中华传统文化，有其自身独特的理论体系和辨证思维。尽管中医传承之路漫长而曲折，但无法阻挡莘莘学子对古中医的推崇与热爱。本丛书属于开放式丛书，希望在古中医的传承之路上，能够薪火相传，永不停息。

中国医药科技出版社
2016 年 7 月

整理说明

　　《长沙药解》，清代黄元御所著，成书于清代乾隆癸酉年（1753年），与其另一著作《玉楸药解》互为补充。

　　黄元御（1705～1758年），名玉璐，字元御，一字坤载，号研农，别号玉楸子，清代著名医学家，尊经派的代表人物。他继承和发展了博大精深的中医学理论，对后世医家影响深远，乾隆皇帝赐予他"妙悟岐黄"殊荣，被誉为"一代宗师"。

　　《长沙药解》四卷。全书载药160种，方244首，为黄元御总结《伤寒论》《金匮要略》中方药运用的心得之作，是书先论该药药性药理，后细述其经方中的运用及方解，论述详细，疏证精当。

　　本次整理，以清咸丰十年庚申（1860年）长沙徐树铭燮和精舍刻黄氏医书八种本为底本，以1985年人民卫生出版社《黄元御医书十一种》排印本、1996年中国中医药出版社《黄元御医学全书》合订本为参校本进行校雠。现将相关情况说明如下。

　　1. 底本内容不做增删，全书加用标点，采用简体横排。

　　2. 凡底本、校本中的错字、俗字、避讳字，或笔画略有舛误，如曰日，己巳等混淆者，一律径改。

　　3. 凡属繁体字、通假字、古今字、异体字等，均予以径改。

　　4. 原书中的中医专用名词规范为目前通用名称。如"栝蒌根"

改为"栝楼根"等。

　　恐书中难免有疏漏之处，敬祈同仁惠予教正，是为至盼。

整理者

2016 年 7 月

自　序

　　闻之《吕览》：始生之者，天也；养成之者，人也；成之者，遂其生也；是天人之合也。然生之者，布帛也，菽粟也；杀之者，若锋刃，若鼎镬，若水旱，若蝗螟。生之途，未能十一；杀之途，不止十三。何其生之寡而杀之多也？此人事乎？抑天道耶？玉楸子曰：此未足以为多也，有其至多者焉。屠羊说以屠羊传，而羊不哀，其道孤也。无何，屠牛坦以屠牛传，而庖丁起，其党渐众，牛始哀矣。无何，高渐离以屠狗传，而聂政兴，朱亥出，樊哙生，其徒愈繁，而狗始悲矣。无何，白起、章邯之属以战将名，宁成、郅都之辈以刑官著，自兹屠人者传矣。风气开，下流众，苟道将、尔朱荣之徒且比肩来，索元礼、来俊臣之类更接踵至，尤而效之，抑又甚焉，至于原野厌人之肉，川谷流人之血，人始哭矣。

　　此良可疾首痛心已，而君子未以为痛也。何则？大难既平，目不睹兵革之事，耳不闻罗织之经，其人死，其祸绝，往者已矣，来者犹幸。夫何庸工群起，而谈岐黄，则杀之至多，而不可胜穷者，无如此甚矣。不以戈铤，而人罹锋刃，不事箝网，而人遭诛夷，其书多，其传久，其流远，其派众，其人已死，其祸不绝，遂使四海之大，百世之远，尽饮其羽，饱其锋，登其梯，入其瓮。水旱不年有，而此无免时，蝗螟不岁见，而此无逃期。痛哉！痛哉！此最可痛哭流涕者也！其天道乎？抑人事耶？

长沙药解

玉楸子悲先圣之不作，后学之多悖，处滑靡波流之日，思以一篑障江河，垂帘著述，十载于兹矣。以为书者，庸工之法律，药者，庸工之刀斧，千载大难，吾将解之。张睢阳曰：未识人伦，焉知天道。天道远，人理近，始欲与之言人理，人理玄，物性昭，今且与之晰物性。恒有辩章百草之志，未遑也。

辛未秋，南浮江淮，客阳丘，默默不得意。癸酉仲春之初，东郊气转，北陆寒收，遂乃远考《农经》，旁概百氏。近古以来，李时珍作《纲目》，搜罗浩衍，援引该洽，备牛扁狗骨之木，列鸡头鸭脚之草，采神经怪牒以炫其奇，征野史稗官以著其富，纪载博矣，而丑谬不经。嗟乎！未识人理，焉知物性，今欲与之言物性，仍兼与之晰人理。侍读吴公驻马相过，闻之惘然离席进曰：惟吾子删其怪妄，归于简约，以复炎黄之旧，意亦可焉。玉楸子伏而唯曰：吾无从删也。经传炎帝，非尽曩文，录出桐君，不皆昔义，下及余子，更不晓事，莠盛苗秽，非种难锄。悉划尔类，利用大耕耳，乃取仲景方药笺疏之，作《长沙药解》。

停笔怆怀，中宵而叹，公孙悼倍偏枯之药以起死人，其药不灵，何则？人已死也，然以治偏枯，则其药灵。偏枯者，半死半生也，偏枯之人而使之不枯，是半死之人而使之不死也，则谓公孙悼之药能起死人也可。今以起死人之药而治偏枯，其药亦不灵，非药之不灵，人之不解也。

噫！前古圣人，尝草木而作经，后古圣人，依感复而立法，欲以生人，而后世乃以之杀人，由其不解人理，不解物性也。玉楸子《长沙药解》成，知其解者，旦暮遇之，斯拱而俟之耳。

乾隆十八年岁在癸酉二月昌邑黄元御撰

后　序

　　《长沙药解》者，黄氏述《伤寒》《金匮》方药之旨而作也。

　　自神农尝百草以治民疾，而医学始兴，故言药性者以神农为主。而世传《神农本草经》三卷，《汉志》不著录，其言不类上古，又杂出后汉地名，陶弘景以为仲景、元化辈所记，而《伤寒论序》云：撰用《素问》《八十一难经》《阴阳大论》《胎胪药录》，而不及《本草经》，以其说按之，亦往往不合。盖上古文字未兴，多出口授传，其学者乃编勒成书，受授既久，多所差谬，或间以己说，故其言杂而不能醇。魏晋以来，吴普、李当之、陶弘景皆有增益，各为撰述。唐宋诸臣，复屡事修纂，务为炫博，以求该备，于是异说横出，破碎无纪。医者无所宗尚，乃各出私智，人自为书，故宋元而后，医有异学，药有异性。明·李时珍作《本草纲目》，思以正之，而援据繁缛，辄未得其精要。盖沿袭讹谬，数千百年，古籍淆乱，无所依据，而欲以一人心力拾掇而得之，斯固难矣。

　　余尝以为学者生千载后，既不能具生知之性，通神明之德，以类万物之情，仅据往籍，以得大概，而本草既讹，杂不可信，《素问》诸书，又不及方药。惟仲景氏继炎黄之业，作《伤寒》《金匮》，后世宗之，为方书之祖，其处方论药，条理精密，有端绪可寻，又生当汉世，多得古说。然则今日而欲辨章百物，求神农黄帝之所传者，舍仲景之书，其奚适焉？此即黄氏作书之意也。

余既刊《伤寒悬解》，乃复刊此，俾相辅以行，而述所知者序其后。至若排比方药，以求其性，贯串大义，以达其用，探赜索隐，钩深致远，世有知者，自能鉴之，无事赘说尔。

阳湖张琦

目 录

目　录

卷 一

昌邑黄元御坤载著

甘草

味甘，气平，性缓，入足太阴脾、足阳明胃经。备冲和之正味，秉淳厚之良资，入金木两家之界，归水火二气之间，培植中州，养育四旁，交媾精神之妙药，调济气血之灵丹。

伤寒炙甘草汤　甘草四两，桂枝三两，生姜三两，大枣十二枚，人参二两，生地一斤，阿胶二两，麻仁半升，麦冬半升。清酒七升，水八升，煮三升，去渣，入阿胶，消化，温服一升，日三服。一名复脉汤。治少阳伤寒，脉结代，心动悸者。以少阳甲木化气于相火，其经自头走足，循胃口而下两胁，病则经气上逆，冲逼戊土，胃口填塞，碍厥阴风木升达之路，木郁风作，是以心下悸动。其动在胃之大络，虚里之分，正当心下。经络壅塞，营血不得畅流，相火升炎，经络渐而燥涩，是以经脉结代。相火上燔，必刑辛金，甲木上郁，必克戊土，土金俱负，则病转阳明，而中气伤矣。甲木之升，缘胃气之逆，胃土之逆，缘中气之虚。参、甘、大枣，益胃气而补

1

脾精；胶、地、麻仁，滋经脉而泽枯槁；姜、桂，行营血之瘀涩；麦冬清肺家之燥热也。

甘草泻心汤　甘草四两，大枣十二枚，半夏半升，黄连一两，黄芩三两，干姜三两。治太阳伤寒中风，下后心下痞硬，干呕心烦，谷不化，腹中雷鸣下利者。以下后中气虚寒，水谷不消，土木皆郁，升降倒行，脾陷而贼于乙木，则腹中雷鸣而下利，胃逆而贼于甲木，则心下痞硬而干呕。君相火炎，宫城不清，是以心烦。甘、姜、大枣，温补中气之虚寒；芩、连，清泻上焦之烦热；半夏降胃逆而止干呕也。

四逆汤　甘草二两，干姜一两半，附子生，一枚。治太阴伤寒，脉沉腹胀，自利不渴者。以寒水侮土，肝脾俱陷，土被木贼，是以腹胀下利。附子温补其肾水，姜、甘，温补其脾土也。脾主四肢，脾土湿寒，不能温养四肢，则手足厥冷。四肢温暖为顺，厥冷为逆，方以甘草而君姜附，所以温中而回四肢之逆，故以四逆名焉。治少阴病，膈上有寒饮，干呕者。以其肾水上凌，火土俱败，寒饮泛溢，胃逆作呕。姜、甘、附子，温补水土而驱寒饮也。治厥阴病，汗出，外热里寒，厥冷下利，腹内拘急，四肢疼者。以寒水侮土，木郁贼脾，微阳不归，表里疏泄。姜、甘、附子，温补水土以回阳气也。

通脉四逆汤　甘草、干姜各三两，生附子一枚。治少阴病，下利清谷，手足厥逆，脉微欲绝者。以寒水侮土，木郁贼脾，是以下利。脾阳颓败，四肢失温，是以厥逆。经气虚微，是以脉微欲绝。姜、甘、附子，温补里气而益四肢之阳也。治厥阴病，下利清谷，里寒外热，汗出而厥者。以水土寒湿，木郁贼脾，微阳不敛，表里疏泄。姜、甘、附子，温暖水土以达木郁也。

四逆散 甘草、枳实、柴胡、芍药。等份，为末，饮服方寸匕。治少阴病，四逆者。以水寒木枯，郁生风燥，侵克脾土，中气痞塞，不能四达。柴、芍，清其风木，甘草补其中气，枳实泻其痞满也。

甘草干姜汤 甘草四两，干姜二两。治伤寒汗后，烦躁吐逆，手足厥冷者。以汗后火泄土败，四肢失养，微阳离根，胃气升逆。甘草、干姜，补土温中，以回升逆之阳也。

金匮甘草附子汤 甘草二两，附子二枚，白术二两，桂枝四两。治风湿相抟，骨节疼烦，汗出短气，小便不利，恶风不欲去衣，或身微肿者。以水寒土湿，木郁不能行水，湿阻关节，经络不通，是以痛肿。湿蒸汗泄，卫阳不固，故恶风寒。术、甘，补土燥湿，桂枝疏木通经，附子温其水寒也。

甘草麻黄汤 甘草二两，麻黄四两。治里水，一身面目黄肿，小便不利者。以土湿不能行水，皮毛外闭，溲尿下阻，湿无去路，淫蒸肌肤，而发黄肿。甘草补其土，麻黄开皮毛而泻水湿也。

伤寒调胃承气汤 甘草二两，大黄三两，芒硝半斤。治太阳伤寒三日，发汗不解，蒸蒸发热，属阳明者。以寒闭皮毛，经郁发热，汗出热泄，病当自解，发汗不解，蒸蒸发热者，此胃阳素盛，腑热内作，将来阳明之大承气证也。方其蒸蒸发热之时，早以甘草保其中，硝、黄，泻其热，胃气调和，则异日之腑证不成也。

金匮白头翁加甘草阿胶汤 白头翁、黄连、黄柏、秦皮各三两，甘草、阿胶各二两。治产后下利虚极者。以产后亡血木燥，贼伤脾土，而病下利。白头翁汤以清其湿热，甘草补其脾土，阿胶润其风木也。

伤寒甘草汤 生甘草二两。治少阴病，二三日，咽痛者。少阴水旺，二火俱腾，上行清道，是以咽痛。生甘草泻热而消肿也。

甘草粉蜜汤 甘草二两，铅粉一两，蜜四两。水三升，煮甘草，取二升，入粉、蜜，煎如薄粥。治蛔虫为病，吐涎心痛，发作有时者。以土弱气滞，木郁虫化。甘草补土，白粉杀虫，蜂蜜润燥而清风，滑肠而下积也。

人之初生，先结祖气，两仪不分，四象未兆，混沌莫名，是曰先天。祖气运动，左旋而化己土，右转而化戊土，脾胃生焉。己土东升，则化乙木，南升则化丁火，戊土西降，则化辛金，北降则化癸水，于是四象全而五行备。木温、火热、水寒、金凉，四象之气也，木青、金白、水黑、火赤，四象之色也，木臊、水腐、金腥、火焦，四象之臭也，木酸、金辛、火苦、水咸，四象之味也，土得四气之中，四色之正，四臭之和，四味之平。甘草气色臭味，中正和平，有土德焉，故走中宫而入脾胃。

脾土温升而化肝木，肝主藏血而脾为生血之本，胃土清降而化肺金，肺主藏气而胃为化气之源，气血分宫，胥秉土气。甘草体具五德，辅以血药，则左行己土而入肝木，佐以气药，则右行戊土而入肺金。肝血温升，则化神气，肺金清降，则化精血，脾胃者，精神气血之中皇，凡调剂气血，交媾精神，非脾胃不能，非甘草不可也。

肝脾之病，善于下陷，入肝脾者，宜佐以升达之味，肺胃之病，善于上逆，入肺胃者，宜辅以降敛之品。呕吐者，肺胃之上逆也，滞气不能上宣，则痞闷于心胸，泄利者，肝脾之下陷也，滞气不得下达，则胀满于腹胁，悉缘于中气之虚也。上逆者，养中补土，益以达郁而升陷，则呕吐与胀满之家，未始不宜甘草，前人中满与呕家之忌甘草者，非通论也。

上行用头，下行用梢，熟用甘温培土而补虚，生用甘凉泻火而消满。凡咽喉疼痛及一切疮疡热肿，并宜生甘草，泻其郁火。熟用，去皮，蜜炙。

白术

味甘、微苦，入足阳明胃、足太阴脾经。补中燥湿，止渴生津，最益脾精，大养胃气，降浊阴而进饮食，善止呕吐，升清阳而消水谷，能医泄利。

金匮桂枝附子去桂加白术汤　甘草二两，大枣六枚，生姜两半，附子一枚，白术一两。治风湿相抟，身体疼烦，大便坚，小便自利者。以汗出遇风，表闭汗回，流溢经络关节，营卫郁阻，是以疼烦。若小便不利，此应桂枝加附子，暖水达木，以通水道，今大便坚，小便自利，则湿在表而不在里，而水道过通，恐亡津液，故去桂枝之疏泄，加白术以补津液也。

越婢加术汤　麻黄六两，石膏半斤，甘草二两，生姜三两，大枣十二枚，白术四两。治里水，一身面目黄肿，小便自利而渴者。以皮毛外闭，湿气在经，不得泄路，郁而生热，湿热淫蒸，是以一身面目黄肿。若小便不利，此应表里渗泻，以驱湿热，今小便自利而渴，则湿兼在表，而不但在里，便利亡津，是以发渴。甘草、姜、枣，补土和中；麻、膏，泻经络之湿热；白术补脏腑之津液也。

麻黄加术汤　麻黄三两，桂枝二两，甘草一两，杏仁七十枚，白术四两。治湿家身烦疼者。以湿郁经络，皮毛不泄，故身烦疼。

麻黄汤泄皮毛以驱湿，恐汗去而津亡，故加白术，以益津也。此即里水之证，小便不利者也。

理中丸 （方在人参） 治霍乱吐利。若脐下筑者，肾气动也，去术，加桂四两，去术之滞，加桂枝益肝阳而伐肾阴也。吐多者，去术，加生姜三两，去术之壅，加生姜降逆而止呕吐也。腹满者，去术，加附子一枚，去术之闭，加附子开瘀浊而消胀满也。下多者，仍用术，以其固脱陷而止泄也。渴欲得水者，加术足前成四两半，以其生津液而去湿也。

白术散 白术、蜀椒、川芎、牡蛎等份。妊娠养胎。以胎妊之病，水寒土湿，木气郁结，而克脾土，则脾困不能养胎。白术补土燥湿，蜀椒暖水敛火，川芎疏乙木之郁，牡蛎消肝气之结也。

脾以太阴而抱阳气，故温升而化木火，胃以阳明而含阴精，故清降而生金水，胃降则空虚而善容，是以食下而不呕，脾升则磨荡而善腐，是以谷消而不利。五行之性，火燥而水湿，太阴脾土，升自水分，因从水而化湿，阳明胃土，降于火位，因从火位而化燥，太阴之湿济阳明之燥，阳明之燥济太阴之湿，燥湿调和，中气轮旋，是以胃纳脾消，吐利不作。

但太阴脾以湿土司令，阳明胃从燥金化气，辛金己土，俱属太阴，而辛金不如己土之湿，庚金戊土，俱属阳明，而戊土不如庚金之燥，缘化于人，不敌主令于己者之旺也。人之衰也，火日亏而水日盛，燥日消而湿日长，湿则中气凝郁，枢轴不运，升降反作，脾陷胃逆，脾陷则乙木不达，下克己土，水谷不消而为泄，胃逆则甲木失归，上克戊土，饮食不纳而为呕。白术补土燥湿，土燥而升降如前，是以吐泄兼医。理中汤（方在人参）。用之以治痞满呕泄，盖与姜、甘、人参温补中气，转其升降之轴，自复清浊之位也。其性守而不走，故于补虚固脱，独擅其长，而于疏通宣导，则未能焉。若脐动腹满诸证，非姜、桂、附子不能胜任矣。

凡去湿之品，每伤于燥，白术气味浓郁，汁浆淳厚，既养胃气，亦补脾气，最生津液，而止燥渴。仲景用之于桂枝、麻黄之内，汗去而津液不伤，至妙之法也。盖湿淫之病，善伤津液。以土燥金清，则肺气降洒，而化雨露，其露气之氤氲而游溢者，浸润滑泽，是谓之津，津液渗灌，脏腑沾濡，是以不渴。湿则气滞津凝，淫生痰涎，脏腑失滋，每生燥渴。津液无多，而再经汗泄，湿愈而燥伤矣。加白术，去湿而养津，此除湿发汗之金绳也。

水火之交，其权在土。水化而为木火，由己土之左旋，火化而为金水，缘戊土之右转，土者，水火之中气也。中气旺则戊土蛰封，阴降而抱阳，九地之下，常煦然而如春，己土升发，阳升而含阴，九天之上，常凛然而如秋。中气衰则戊土逆升，失其封蛰之职，火飞而病上热，己土顺陷，乖其发达之政，水沉而病下寒，是以火热水寒之病，必缘土败。仲景治水，五苓、真武、附子、泽泻诸方俱用白术，所以培土而制水也。禹平水土，非土则水不可平，治天下之水者，莫如神禹，治一身之水者，莫如仲景，圣圣心符，天人不殊也。

白术性颇壅滞，宜辅之以疏利之品。肺胃不开，加生姜、半夏以驱浊，肝脾不达，加砂仁、桂枝以宣郁，令其旋补而旋行，则美善而无弊矣。

产于潜者佳。选坚白肥鲜者，泔浸，切片，盘盛，隔布，上下铺湿米，蒸至米烂，晒干用。

人参

味甘、微苦，入足阳明胃、足太阴脾经。入戊土而益胃气，走己土而助脾阳，理中第一，止渴非常，通少阴之脉微欲绝，除太阴之腹满而痛，久利亡血之要药，盛暑伤气之神丹。

金匮人参汤　人参、白术、甘草、干姜各三两。即理中汤，治胸痹心痞，气结在胸，胸满，胁下逆抢心。以中气虚寒，脾陷胃逆，戊土迫于甲木，则胸中痞结，己土逼于乙木，则胁下逆抢。甘草、白术，培土而燥湿；姜、参，温中而扶阳，所以转升降之轴也。

理中丸（即人参汤四味作丸）　治霍乱吐利，头痛身疼，发热恶寒。以夏月饮食寒冷，水谷未消，感冒风寒，皮毛外闭，宿食内阻，木气不舒，郁而克土，胃气壅遏，水谷莫容，胃逆则呕，脾陷则利。参、术、姜、甘，温补中气，所以拨上下之枢也。腹痛，加人参足前成四两，以阳衰气滞，土木逼迫，加人参补肝脾之阳，以消阴滞也。

四逆加人参汤　甘草二两，干姜二两半，生附子一枚，人参一两。治霍乱利止脉微。以泄利既多，风木不敛，亡血中之温气。四逆汤暖补水土，加人参以益血中之温气也。

伤寒通脉四逆汤（方在甘草）　治少阴病，下利清谷，里寒外热，手足厥逆，脉微欲绝。利止脉不出者，加人参一两，以利亡血中温气，故肢寒，脉微欲将断绝，加人参补肝脾之阳，以充经脉也。

新加汤　桂枝三两，甘草二两，大枣十二枚，芍药四两，生姜四两，人参三两。治伤寒汗后身疼痛，脉沉迟者。以汗泻血中温气，阳虚肝陷，故脉沉迟。经脉凝涩，风木郁遏，故身疼痛。甘、枣、桂枝，补脾精而达肝气，加芍药清风木之燥，加生姜行血脉之瘀，加人参补肝脾之阳，以充经脉也。

白虎加人参汤　石膏一斤，知母六两，甘草二两，粳米六合，人参三两。治伤寒汗后心烦，口渴舌燥，欲饮水数升，脉洪大者。以胃阳素盛，津液汗亡，腑热未定，肺燥先动。白虎泻热清金，加人参以补汗亡之阳气也。治太阳中暍，汗出恶风，身热而渴者。以暑月感冒，风寒郁其内热，而伤元气，热盛而寒不能闭，是以汗出。白虎清金而泻热，加人参以益耗伤之阳也。

小柴胡汤（方在柴胡）　治少阳伤寒，渴者，去半夏，加人参、栝楼根，以津化于气，气热故津伤而渴，人参、栝楼根，清金而益气也。

气充于肺，而实原于肾，肺气下降，而化肾水，水非气也，而水实含肺气此气在水，《难经》谓为生气之原，道家名为水中气。盖阴阳之理，彼此互根，阴升而化阳，又怀阴精，阳降而化阴，又胎阳气。阳气一胎，己土左旋，升于东南，则化木火。脾以阴体而抱阳魂，非脾阳之春生，则木不温，非脾阳之夏长，则火不热，故肝脾虽盛于血，而血中之温气，实阳升火化之原也。及其升于火而降于金，则气盛矣，是以肝脾之气虚，肺胃之气实。虚而实则肝脾升，实而虚则肺胃降。实而实则胃壅塞而不降，虚而虚则肝脾抑郁而不升，而总由于中气之不旺。

中气居不戊不己之间，非金非木之际，旺则虚者，充实而左升，实者冲虚而右降，右不见其有余，左不见其不足。中气不旺，则轮枢莫转，虚者益虚而左陷，实者益实而右逆。

人参气质淳厚，直走黄庭，而补中气。中气健运，则升降复其原职，清浊归其本位，上下之呕泄皆止，心腹之痞胀俱消。仲景理中汤丸，用之以消痞痛而止呕泄，握其中枢，以运四旁也。大建中汤（方见胶饴）、大半夏汤（方见半夏）、黄连汤（方在黄连）。诸方，皆用之治痞痛呕利之证，全是建立中气，以转升降之机。由中气以及四维，左而入肝，右而入肺，上而入心，下而入肾，无往不宜。但入心则宜凉，入肾则宜热，入肺胃则宜清降，入肝脾则宜温升，五脏自然之气化，不可违也。

中气者，经络之根本，经络者，中气之枝叶，根本既茂，枝叶自荣，枝叶若萎，根本必枯。肝脾主营，肺胃主卫，皆中气所变化也。凡沉、迟、微、细、弱、涩、结、代之诊，虽是经气之虚，而实缘中气之败，仲景四逆、新加、炙甘草（方在甘草）。皆用人参，补中气以充经络也。

白术止湿家之渴，人参止燥证之渴。白术渗土金之湿，散浊气而还清，清气飘洒，真液自滴，人参润金土之燥，蒸清气而为雾，雾气氤氲，甘露自零。至于盛暑伤气之热渴，大汗亡津之烦躁，加人参于白虎、清金之内，化气生津，止渴涤烦，清补之妙，未可言喻。麦冬汤（方在麦冬）、竹叶石膏汤（方在竹叶），二方之用人参，清金补水之玉律也。

熟用温润，生用清润。

大枣

味甘、微苦、微辛、微酸、微咸，气香，入足太阴脾、足阳明胃经。补太阴己土之精，化阳明戊土之气，生津润肺而除燥，养血滋肝而息风，疗脾胃衰损，调经脉虚芤。

金匮十枣汤　甘遂、芫花、大戟等份为散，大枣十枚，煎服一钱匕。治中风表解，内有水气，下利呕逆，头痛，心下痞硬满，引胁下痛，汗出不恶寒者。以土败不能制水，水邪泛滥，中气郁阻，肝脾下陷而为泄利，胆胃上逆而作呕吐。戊土迫于甲木，是以心痞胁痛。相火升而卫泄，是以汗出。表证既解，故不恶寒。芫、遂、大戟，决其积水，大枣保其脾精也。

伤寒苓桂甘枣汤（方在茯苓）　用之治伤寒汗后，脐下悸动，欲作奔豚，以汗泻肝脾精气，木枯风动，郁勃冲击，土败而风木升腾，是为奔豚，大枣补脾精而滋风木也。金匮甘麦大枣汤（方在小麦），用之治妇人脏燥，悲伤欲哭，以木枯风盛，肺津被耗，大枣补脾精而润风燥也。

伤寒小柴胡汤（方在柴胡）　治少阳伤寒，胁下痞硬者，去大枣，加牡蛎，咳者，去人参、大枣、生姜，加五味、干姜。金匮黄芪建中汤（方在胶饴），治虚劳里急，诸不足，腹满者，去大枣，加茯苓一两，以其补而不行，益滞而助壅也。

木宜直升，曲则作酸，金宜从降，革则作辛，水宜上行，润下则咸，火宜下济，炎上则苦。酸则木病，故宜辛散，辛则金病，故宜酸收，咸则水病，故宜苦温，苦则心病，故宜咸寒。金木不遂其性则病生，水火各遂其性则病作，治宜对宫之味，所以反逆而为顺也。土居四象之中，得五味之和，五气之正，不酸、不辛、不苦、不咸，其味曰甘，不腥、不臊、不焦、不腐，其气曰香。味为阴而气为阳，阳性动而阴性静，以其味甘，则阴静而降，以其气香，则阳动而升，升则己土左旋而水木不陷，降则戊土右转而火金不逆。四象之病而生四味者，土气之弱也。

大枣纯和凝重，具土德之全，气味甘香，直走中宫，而入脾胃，其甘宜胃，其香宜脾。而香甘之外，则四象之味俱备，其辛宜肝，其酸宜肺，其苦宜肾，其咸宜心。补中宫而养诸子，既左右之咸宜，亦四达而不悖，真天下之佳果，人间之良药。

其味浓而质厚，则长于补血而短于补气。人参之补土，补气以生血也，大枣之补土，补血以化气也，是以偏入己土，补脾精而养肝血。凡内伤肝脾之病，土虚木燥，风动血耗者，非此不可，而尤宜于外感发表之际。

盖汗血一也，肺主卫气而司皮毛，肝主营血而司经络，营行脉中，为卫之根，卫行脉外，为营之叶，非卫则营不生，非营则卫不化，酝于卫而藏于营，则为血，酿于营而泄于卫，则为汗，虽异名而实同出，故曰夺汗者勿血，夺血者勿汗。太阳中风，卫气外敛，营郁而生内热义详桂枝、麻黄。桂枝汤（方在桂枝），开经络而泻营郁，不以大枣补其营阴，则汗出血亡，外感去而内伤来矣，故仲景于中风桂枝诸方皆用之，补泻并行之法也。十枣汤、葶苈大枣数方，悉是此意。惟伤寒营闭卫郁，义在泻卫，不在泻营，故麻黄汤（方在麻黄），不用也。其甘多而香少，则动少而静多，与姜桂同用，调其凝重之气，使之游溢于脏腑，洒陈于经络，以精专之体，改而为流利之性，此先圣之化裁也。

桂枝为内外感伤之原，遇沉、迟、结、代之脉，一变而为新加，再变而为炙甘草（方在甘草），总不离桂枝之法。而当归四逆（方在当归），治厥阴脉微欲绝，则倍用大枣以滋肝血（方用大枣二十五枚）。扩桂枝之义以宏大枣之功，而大枣之能事始尽。其伟绩殊效，备见于仲景诸方矣。

新制大枣法：选坚实肥大者，煮去苦水，换水煮烂，去皮核，净肉半斤，加生姜汁八两，入原汤煮化，连汁晒干。

胶饴

味甘，入足太阴脾、足阳明胃经。功专扶土，力可建中，入太阴而补脾精，走阳明而化胃气，生津润辛金之燥，养血滋乙木之风，善缓里急，最止腹痛。

伤寒小建中汤 胶饴一升，芍药六两，桂枝、甘草、生姜各三两，大枣十二枚。治少阳伤寒，阳脉涩，阴脉弦寸为阳，尺为阴。法当腹中急痛者。以甲乙二木，表里同气，甲木不降，则阳脉涩，乙木不升，则阴脉弦。甲木不降，必克戊土，法当痛见于胸胁，乙木不升，必克己土，法当痛见于腹胁。木气枯硬，是以其痛迫急。少阳胆从相火化气，厥阴肝以风木主令，肝胆合邪，风火郁生，中气被贼，势在迫急。胶饴、甘草，补脾精而缓里急；姜、桂、芍药，达木郁而清风火也。治少阳伤寒，心中悸而烦者。以病传少阳，相火郁隆，不可发汗，汗亡少阳之津，木枯土弱，必传阳明，五行之理，病则传其所胜也。胃气调和则病愈，胃土埋郁而不和，其心中必生烦悸。盖少阳甲木，化气于相火，而下交癸水者，戊土培之也。汗泻中脘之阳，土弱胃逆，不能降蛰相火，相火飞腾，升炎于上，心液消烁，故生郁烦。胆胃上壅，阻碍厥阴升降之路，是以动悸。以枯木而贼弱土，燥热郁生，伤耗胃脘之精液，则中宫败矣。胶饴、甘草、大枣，补脾而生胃液；姜、桂、芍药，疏木而清相火也小建中证，即炙甘草证之轻者，烦悸不已，必至经脉结代。《金匮》治虚劳里急腹痛，悸衄，梦而失精，四肢酸痛，手足烦热，咽干口燥者。以中气衰弱，凝郁莫运，甲木不降，累及厥阴，升路郁阻，而生动悸，相火刑金，收令不行，而生吐衄。肺津消烁，则咽干口燥。乙木不升，生气莫遂，贼伤己土，则腹痛里急。木郁风动，疏泄不藏，则梦而失精。手之三阳，足之三阴，陷而不升，则手足烦热，而肢节疼痛。胶饴、甘、枣，补土养精而缓里急；姜、桂、芍药，疏木达郁而清风也。

金匮大建中汤 胶饴一升，人参一两，干姜四两，蜀椒二合。治心胸中，大寒痛，呕不能饮食，腹中寒气，上冲皮起，头足出现，上下走痛，而不可触近。以火虚土弱，水邪无畏，中侮脾胃，上凌心火，火土双败，中上寒甚，呕痛齐作，饮食俱废。饴、参，培土而建中；干姜、蜀椒，补火而温寒也。

黄芪建中汤 黄芪两半，胶饴一升，芍药六两，桂枝三两，甘草二两，生姜三两，大枣十二枚。治虚劳里急，诸不足。虚劳之病，土败木遏，郁槁不荣《素问》语。是以里急。生气失政，缘于阳虚。胶饴、甘、枣，补脾精而缓里急；姜、桂、芍药，疏木郁而清风燥，黄芪补卫阳而生营阴也。

乙木生于癸水而植于己土，甲木生于壬水而培于戊土，中气旺则戊土右降而甲木不逆，己土左升而乙木不陷，乙木直升，故腹胁松畅而不满急，甲木顺降，故胸胁冲和而不痞硬。中气颓败，不能四运，甲木上逆而贼戊土，乙木下陷而贼己土，土木逼迫，则痞硬满急，疼痛惊悸，吐衄遗泄，干燥烦热之病生焉。总以根本失养，枝干不荣，故变和缓而为急切，作盗贼以犯中原也。风木相火，郁生燥热，内耗脾胃之精液，外烁肝胆之精血，久而生意枯槁，中气亡败，则性命倾矣。胶饴温润淳浓，补脾精而养肝血，缓急切而润风燥，是以建中三方皆用之，以补中而缓急。

盖中气者，交济水火之枢，升降金木之轴，中气健旺，枢轴轮转，水木升而火金降，寒热易位，精神互根，自然邪去而正复，是强中御外之良规也。审其木燥而用芍药，水寒则用椒姜，气弱则加黄芪，血虚则加当归，解此四法，胶饴之用，备建中立极之妙矣。

粳米

味甘，入足太阴脾、足阳明胃、手太阴肺经。入太阴而补脾精，走阳明而化胃气，培土和中，分清泌浊，生津而止渴燥，利水而通热涩。

金匮附子粳米汤 附子一枚，粳米半升，半夏半升，甘草一两，大枣十枚。治腹中寒气，雷鸣切痛，胸胁逆满，呕吐。以火虚土败，水寒木郁，肝木克脾，故腹中雷鸣而为切痛，胆木克胃，故胸胁逆满而作呕吐。粳米、甘、枣，补土和中，附子驱下焦之湿寒，半夏降上脘之冲逆也。

伤寒桃花汤 （方在赤石脂） 用之治少阴病，腹痛下利，小便不利，便脓血者，以土湿水寒，木郁血陷，粳米补土而和中，利水而泻湿也。

人之中气冲和，升降不反，则清阳弗陷而浊阴弗逆，中气亏损，升降倒行，清气下陷，痛坠而泄利，浊气上逆，痛满而呕吐，则冲和之地，变而为急迫之场矣。物之冲和，莫如谷气，粳米得谷气之完，《素问》：稻米者完。最补中焦，而理清浊，附子粳米汤以此和平厚重之气助其中宫，桃花汤以此和煦发达之气益其中脘。中旺则癸水将退，而后干姜奏其回阳之效，己土将复，而后石脂成其固脱之功，阴邪欲遁，而后附子展其破寒之能，胃气欲平，而后半夏施其降逆之力。若非粳米握其中权，虽以半夏、附子之长于降浊，何足恃其前茅，干姜、石脂之善于升清，安得逞其后劲。常山率然，但有首尾，未能如此呼应之灵也。

饮食入腹，是变精气，谷气化精，归于肝脾，谷精化气，归于肺胃。物之润泽，莫过于气，气清而化津水，津旺则金润，水利则土燥。水愈利则土愈燥而气愈清，气愈清则津愈旺而水愈利，故止渴之法，机在益气而清金，清金之法，机在利水而燥土，以土燥则清气飘洒，津液流布，脏腑被泽，是以不渴，土湿则浊气湮郁，痰涎凝结，脏腑失滋，是以渴也。粳米清液淳浓，最能化气生津，清金止渴，长于利水而燥土。白虎汤（方在石膏），用之治伤寒表解之热渴，石膏、知母，清金而化水，粳米益气而生津也。人参白虎汤（方在人参），用之治伤寒汗后之燥渴，石膏、知母，清金而化水；粳米、人参，益气而生津也。竹叶石膏汤（方在竹叶），用之治大病瘥后，虚羸少气，气逆欲吐，麦冬、石膏，清金而化水；粳米、人参，益气而生津也。麦门冬汤（方在麦冬），用之治咳嗽，火逆上气，咽喉不利，麦冬清金而化水，粳米、人参益气而生津也。

盖非气则津不化，非津则水不生，譬之水沸而气腾焉，气上之熏泽而滋润者，津也，气下之泛洒而滴沥者，水也。使无粳米、人参益气生津之药，徒以知、膏、麦冬清金化水之品，求其止渴，断乎不能！人之夏热饮水，肠鸣腹胀而燥渴不止者，水不化气故也。

薏苡

味甘，气香，入足太阴脾、足阳明胃经。燥土清金，利水泻湿，补己土之精，化戊土之气，润辛金之燥渴，通壬水之淋沥，最泻经络风湿，善开胸膈痹痛。

金匮薏苡附子散 薏苡十五两，附子十枚。杵为散，服方寸匕。治胸痹缓急者。以水土湿寒，浊阴上逆，清气郁阻，胸膈闭塞。证有缓急不同，而总属湿寒。薏仁泻湿而降浊，附子驱寒而破壅也。

薏苡附子败酱散 薏苡十分，附子二分，败酱五分。杵为散，煎服方寸匕。小便当下。治肠痈，身甲错，腹皮急，按之濡，如肿状，腹无积聚，身无热，脉数。以寒邪在腹，膏血凝涩，埋郁臭败，腐而为脓。肠气壅遏，故腹皮胀急，而状如肿满。凝瘀腐化，故腹无积聚，而按之软塌。血败不华肌腠，故皮肤甲错，而失滑泽。卫阻而非表邪，故经脉数疾，而无外热。附子破其寒郁，败酱行其脓血，薏苡泻湿而开水窍也败酱能化脓为水，水窍既开，故自小便下。

水非气清则不利，气非土燥则不清，土非水利则不燥。欲燥其土，必利其水，欲利其水，必清其气，欲清其气，必燥其土。土居气水之交，握其生化之权，而司其清浊之任者也。薏苡一物而三善备焉，上以清气而利水，下以利水而燥土，中以燥土而清气。

盖气化于精而水化于气，薏苡精液浓厚，化气最清，气秉清肃，化水最捷。以清肃之气而行降洒之令，千支万派，尽赴溪壑，水注川渎而大泽不涸，则土处沃衍而神洲不沉，湿消而气爽，露零而木荣矣。麻杏薏苡甘草汤（方在麻黄）。以治风湿之病，推之凡筋挛骨痛、水胀气臌、肺痈肠疽、消渴淋痛之类，无不因湿，则薏苡之治效，固当不一而足也。

百病之来，湿居十九，悉缘于太阴脾土之阳衰也。泻湿而燥土者，未必益气清金，而利水者，未必补中，能清能燥，兼补兼泻，具抑阴扶阳之力，擅去浊还清之长，未可得于凡草常木之中也。

小麦

味甘、微苦,《素问》:肺色白,宜食苦,麦、羊肉、杏、薤皆苦。小麦是手太阴药。入足太阴脾、足阳明胃、手太阴肺经。润辛金之枯燥,通壬水之淋涩,能清烦渴,善止悲伤。

金匮甘麦大枣汤 甘草三两,小麦一升,大枣十枚。治妇人脏燥,悲伤欲哭,数欠伸者。以厥阴风木之气,最耗精血,风动而伤肺津,金燥则悲伤欲哭。五脏之志,在肺为悲,在肾为恐,五脏之声,在肺为哭。盖肺金燥降,则化肾水,物情喜升而恶降,升则得意而为喜,降则失意而为恐,悲者,恐之先机也。阳气将降,则生欠伸,欠伸者,阴引而下,阳引而上,未能即降也义详《灵枢·口问》。甘草培土,大枣滋乙木而息风,小麦润辛金而除燥也此与消渴,俱厥阴病。

小麦粥生津止渴,除烦泻热,白术散(方在白术),用之治心烦作呕,以其清心而除烦也。枳实芍药散(方在枳实),用之治痈脓,以其泻热而除湿也。

大麦

味甘、酸,性滑,入足阳明胃、手太阴肺经。利水消疸,止渴生津。

金匮硝矾散(方在硝石) 用之治女劳黑疸,以其利水而泻湿也。

白术散(方在白术) 用之治妊娠作渴,以其润肺而生津也。

大麦粥利水泻湿,生津滑燥,化谷消胀,下气宽胸,消中有补者也。

神曲

味辛、甘，入足太阴脾经。化谷消痰，泻满除癥。

金匮薯蓣丸（方在薯蓣） 用之治虚劳百病，以其调中而消滞也。

神曲辛烈之性，化宿谷停痰，磨硬块坚积，疗胀满泄利，化产后瘀血。

炒，研用。

吴茱萸

味辛、苦，性温，入足阳明胃、足太阴脾、足厥阴肝经。温中泻湿，开郁破凝，降浊阴而止呕吐，升清阳而断泄利。

伤寒吴茱萸汤 吴茱萸一升，人参三两，生姜六两，大枣十二枚。治阳明伤寒，食谷欲呕者。胃气顺降，则纳而不呕，胃气逆升，则呕而不纳。人参、大枣，培土而补中；吴茱萸、生姜，温胃而降逆也。治厥阴病，干呕，吐涎沫，头痛者。以土虚木郁，中气被贼，胃逆不降，浊气上冲，是以头痛干呕。湿气凝瘀，是以常吐涎沫。人参、大枣，培土而补中；茱萸、生姜，降逆而疏木也。治少阴病，吐利，手足厥冷，烦躁欲死者。以寒水侮土，脾陷胃逆，则吐利兼作。中气亏败，四肢失温，则手足厥冷。坎阳离根，散越无归，则烦躁欲死。人参、大枣，培土而补中；茱萸、生姜，降逆而升陷也。《金匮》治呕而胸满者。以中虚胃逆，浊气冲塞，故呕而胸满。人参、大枣，培土而补中；茱萸、生姜，降逆而泻满也。

伤寒当归四逆加吴茱萸生姜汤 当归、芍药、桂枝、通草各三两，细辛、甘草各二两，大枣十五枚，吴茱萸一升，生姜半斤。水六升，清酒六升，合煮，分三服。治厥阴病，手足厥冷，脉细欲绝，内有久寒者。以土主四肢，而手足之温暖，经脉之充畅者，赖厥阴乙木之力，以乙木性温，藏营血而孕君火，灌经络而主肢节也。积寒内瘀，肝血冷涩，不能四运，故肢寒而脉细。当归四逆补营血而通经脉，茱萸、生姜，温寒凝而行阴滞也。

金匮温经汤 当归、阿胶、芍药、川芎、桂枝、丹皮、人参、甘草、干姜各二两，半夏、麦冬各一升，吴茱萸三两。水一斗，煮三升，分温三服。亦主妇人少腹寒，久不受胎。兼崩中去血，或月水来过多，或至期不来。治妇人带下，下利不止，暮即发热，腹满里急，掌热口干。以曾半产，瘀血在腹，阻隔清阳升达之路，肝脾郁陷，故腹满里急。风木疏泄，故带下泄利。君火上逆，故手掌烦热，唇口干燥。暮而阳气不藏，是以发热。归、阿、芍药，养血而清风；丹、桂、川芎，破瘀而疏木；半夏、麦冬，降逆而润燥；甘草、人参，补中而培土；茱萸、干姜，暖肝而温经也。

吴茱萸辛燥之性，泻湿驱寒，温中行滞，降胃逆而止呕吐，升脾陷而除泄利，泻胸膈痞满，消脚膝肿痛，化寒痰冷饮，去嗳腐吞酸，逐经脉关节一切冷痹，平心腹胸首各种寒痛，熨胁腹诸癥，杀脏腑诸虫，医霍乱转筋，疗疝气痛坠。热水洗数次用。

蜀椒

味辛，性温，入足阳明胃、足厥阴肝、足少阴肾、足太阴脾经。暖中宫而温命门，驱寒湿而止疼痛，最治呕吐，善医泄利。

金匮大建中汤（方在胶饴）　用之治心腹寒疼，以寒水而凌火土，蜀椒胜寒水而补火土也。

乌头赤石脂丸（方在乌头）　用之治心痛彻背，背痛彻心，以肾邪而贼心君，蜀椒益君火而逐阴邪也。

升麻鳖甲汤（方在鳖甲）　用之治阳毒，咽喉痛，吐脓血，以表邪而郁肝火，蜀椒开腠理而泻毒汁也。

王不留行散（方在王不留行）　用之治病金疮，以血亡而泻温气，蜀椒温肝脾而暖血海也。

伤寒乌梅丸（方在乌梅）　用之治厥阴蛔厥，以蛔癖寒湿，而居膈上，蜀椒温寒而驱蛔虫也。

金匮白术散（方在白术）　用之养妊娠胎气，以胎遇寒湿，则伤殒坠，蜀椒燥湿土而温寒水也。

蜀椒辛温下行，降冲逆而驱寒湿，暖水土而温中下，消宿食停饮，化石水坚癥，开胸膈痹结，除心腹寒疼，止呕吐泄利，疗黄疸水肿，坚齿发，暖腰膝，开腠理，通关节，行血脉，除肿痛，缩小便，下乳汁，破瘀血，杀蛔虫。

去目及闭口者，炒去汗用。

椒目泻水消满，金匮己椒苈黄丸（方在防己），用之治肠间有水气，腹满者，以其泻水而消胀也。

椒目下气，善治耳鸣盗汗。

干姜

味辛，性温，入足阳明胃、足太阴脾、足厥阴肝、手太阴肺经。

燥湿温中，行郁降浊，补益火土，消纳饮食，暖脾胃而温手足，调阴阳而定呕吐，下冲逆而平咳嗽，提脱陷而止滑泄。真武汤加减：下利者，去芍药，加干姜。

伤寒干姜附子汤 干姜一两，生附子一枚。治太阳伤寒，下后复汗，昼日烦躁不得眠，夜而安静，不呕不渴，脉沉，无表证，身无大热者。以火土俱败，寒水下旺，微阳拔根，不得宁宇。干姜温中以回脾胃之阳，附子暖下以复肝肾之阳也。

柴胡桂姜汤 柴胡半斤，黄芩三两，甘草二两，桂枝三两，栝楼根四两，干姜三两。治少阳伤寒，汗后复下，胸胁满结，小便不利，渴而不呕，但头汗出，心烦，往来寒热。以汗下伤其中气，土败木郁，不能行水，故小便不利。胆胃上逆，经气缠迫，故胸胁满结。相火升炎，发为烦渴。而表病未解，故往来寒热。柴胡疏甲木之滞，桂枝达乙木之郁，牡蛎消胸胁之满结，栝楼根润心肺之烦躁，姜、甘，温中而补土也。

干姜芩连人参汤 干姜、人参、黄芩、黄连各三两。治厥阴病，本自寒下，医复吐下之，寒格，更逆吐下。以中气虚寒，脾陷为利，相火升炎，而生上热。芩、连，清泻君相以除烦热；参、姜，温补脾胃以止吐利也。

金匮姜甘苓术汤 干姜、甘草各二两，茯苓、白术各四两。治肾着，身重腹重，腰中冷痛，如坐水中，小便自利，饮食如故。以身劳汗出，衣里冷湿，浸淫经络，以犯肾脏，肾位于腰，故腰中冷痛。苓、术，利水而泄湿；姜、甘，温中而培土也。

伤寒甘草干姜汤（方在甘草），治伤寒汗后，烦躁吐逆。金匮桂枝人参汤（方在人参），治胸痹心痞，胁下逆抢心。理中丸（方在人参），治霍乱吐利，伤寒甘草泻心汤。（方在半夏），治伤寒下后，心下痞硬，干呕心烦，雷鸣下利。半夏泻心汤（方在半夏），治少阳下后，心下痞满。黄连汤（方在黄连），治太阴腹痛，欲作呕吐。桃花汤（方在粳米），治少阴腹痛，下利脓血。金匮大建中汤（方在胶饴），治心胸寒痛，呕不能食。胶姜汤（方在阿胶），治妇人陷经，漏下黑色。温经汤（方在茱萸），治妇人带下，下利不止，皆用之，以温脾胃而止呕吐也。

桂苓五味甘草去桂加干姜细辛汤 茯苓四两，五味半升，甘草、干姜、细辛各三两。治痰饮，咳逆胸满，以中虚胃逆，肺气郁阻，是以咳满，姜、辛破壅而降逆也。

伤寒小柴胡汤（方在柴胡），治少阳伤寒，咳者，去人参、大枣、生姜，加五味、干姜。四逆汤（方在甘草），治少阴病，四逆腹痛，咳者加五味、干姜。真武汤（方在茯苓），治少阴病，腹痛下利，咳者，加五味、辛、姜，姜、辛、五味，善下气逆，而治咳满。小青龙汤（方在麻黄），治伤寒，心下有水气，干呕，发热而咳。厚朴麻黄汤（方在厚朴），治咳而脉浮者。皆用之，以其下冲而降逆也。

火性炎上，有戊土以降之，则离阴下达而不上炎，水性润下，有己土以升之，则坎阳上达而不下润。戊己旋转，坎离交互，故上非亢阳而不至病热，下非孤阴而不至病寒。中气既衰，升降失职，于是水自润下而病寒，火自炎上而病热。戊土不降，逆于火位，遂化火而为热，己土不升，陷于水位，遂化水而为寒，则水火分离，戊土燥热而己土湿寒者，其常也。而戊土之燥热，究不胜己土之湿寒，盖水能胜火，则寒能胜热，是以十人之病，九患寒湿而不止也。干姜燥热之性，甚与湿寒相宜，而健运之力，又能助其推迁，复其旋转之旧。盖寒则凝而温则转，是以降逆升陷之功，两尽其妙。仲景理中用之，回旋上下之机，全在于此，故善医泄利而调霍乱。凡咳逆齁喘、食宿饮停、气臌水胀、反胃噎膈之伦，非重用姜苓，无能为功。诸升降清浊、转移寒热、调养脾胃、消纳水谷之药，无以易此也。

五脏之性，金逆则生上热，木陷则生下热。吐衄呕哕、咳嗽喘促之证，不无上热，崩漏带浊、淋涩泄利之条，不无下热，而得干姜，则金降木升，上下之热俱退，以金逆而木陷者，原于中宫之湿寒也。干姜温中散寒，运其轮毂，自能复升降之常，而不至于助邪。其上下之邪盛者，稍助以清金润木之品，亦自并行而不悖。若不知温中，而但清上下，则愈清愈热，非死不止！此庸工之遗毒，而千载之奇冤，不可不辨也。

血藏于肝而原于脾，干姜调肝畅脾，暖血温经，凡女子经行腹痛，陷漏紫黑，失妊伤胎，久不产育者，皆缘肝脾之阳虚，血海之寒凝也，悉宜干姜，补温气而暖血海。

温中略炒用，勿令焦黑。

生姜

味辛，性温，入足阳明胃、足太阴脾、足厥阴肝、手太阴肺经。降逆止呕，泻满开郁，入肺胃而驱浊，走肝脾而行滞，荡胸中之瘀满，排胃里之壅遏，善通鼻塞，最止腹痛，调和脏腑，宣达营卫，行经之要品，发表之良药。

伤寒生姜泻心汤　生姜四两，人参三两，甘草三两，大枣十二枚，干姜一两，半夏半升，黄芩三两，黄连一两。治太阳伤寒，汗出表解，胃中不和，干噫食臭，心下痞硬，胁下有水气，腹中雷鸣下利者。以汗后中气虚寒，水谷不消，胃逆脾陷，土木皆郁，脾陷而贼于乙木，则腹中雷鸣而下利，胃逆而迫于甲木，则心下痞硬而噫臭。甲木化气于相火，君相皆升，必生上热。参、甘、姜、枣，温补中气之虚寒；黄连、黄芩，清泻上焦之郁热；半夏、生姜，降浊气之冲逆，消痞硬而止哕噫也。

黄芩加半夏生姜汤（方在半夏）　治太阳少阳合病，下利而作呕者。黄芩汤（方在黄芩），治太少之下利，加半夏、生姜，降胃逆而止呕也。

金匮生姜半夏汤　生姜一斤，半夏半升。治病人胸中似喘非喘，似呕非呕，似哕非哕，心中愦愦然无奈者。以肺胃上逆，浊气熏冲，胸膈郁烦，不可名状。生姜、半夏降逆气而扫瘀浊也。

伤寒真武汤（方在茯苓）　治少阴病，腹痛下利，呕者，去附子，加生姜足前成半斤。

通脉四逆汤（方在甘草）　治少阴病，下利清谷，脉微欲绝，呕者，加生姜二两。

伤寒理中丸（方在人参）　治霍乱吐利，吐多者，去术，加生姜二两，以中郁胃逆，故作呕吐，生姜降胃逆而豁郁浊，善止呕吐也。

伤寒当归四逆加吴茱萸生姜汤（方在吴茱萸）　治厥阴伤寒，手足厥冷，脉细欲绝，内有久寒者。以肝司营血，久寒在肝，营血冷涩不行。当归四逆补营血而通经脉，吴茱萸、生姜，温寒凝而行瘀涩也。

新加汤（方在人参）　治伤寒汗后，身疼痛，脉沉迟者，桂枝汤加人参三两，芍药、生姜各一两，以经络寒涩，生姜温血海而行经脉也。

金匮当归生姜羊肉汤（方在当归）　治寒疝，腹胁痛，里急，并产后腹痛，寒多者，加生姜一斤。

厚朴七物汤（方在厚朴）　治腹满痛，寒多者，加生姜半斤，生姜温中寒而止腹痛力逊干姜，然亦有良效也。

人身之气，清阳左升于肝脾，浊阴右降于肺胃，胃土冲和，气化右转，则辛金清降，息息归根，壬水顺行，滴滴归源，雾露洒陈，津液流布，下趣溪壑，川渎注泻，是以下不虚空而上不壅满。肺胃不降，则气水俱逆，下之膀胱癃闭，溲尿不行，上之胸膈堙塞，津液不布，于是痰饮喘嗽，恶心呕哕之病生焉。生姜疏利通达，下行肺胃而降浊阴，善止呕哕而扫瘀腐，清宫除道之力，最为迅捷。缘肺胃主收，收令不旺，则逆行而病堙塞，生姜开荡堙塞，复其收令之常，故反逆而为顺也。本为泻肺之品，泻其实而不至损其虚，循良之性，尤可贵焉。

气盛于肺胃而实本于肝脾，血中之温气，肺气之根也。阳气初生于乙木之中，未及茂长，是以肝脾之气易病抑郁。生姜辛散之性，善达肝脾之郁，大枣气质醇浓，最补肝脾，而壅满不运，得生姜以调之，则精液游溢，补而不滞。桂枝汤（方在桂枝），用之于甘枣桂芍之中，既以和中，又以发表。凡经络凝涩，沉迟结代，宜于补益营卫之品加生姜以播宣之，则流利无阻。炙甘草、新加汤、当归四逆汤皆用之，以温行经络之瘀涩也。

半夏

味辛，气平，入手太阴肺、足阳明胃经。下冲逆而除咳嗽，降浊阴而止呕吐，排决水饮，清涤涎沫，开胸膈胀塞，消咽喉肿痛，平头上之眩晕，泻心下之痞满，善调反胃，妙安惊悸。

伤寒半夏泻心汤　半夏半升，人参、甘草、干姜、黄芩、黄连各三两，大枣十二枚。治少阳伤寒，下后心下痞满而不痛者。以中气虚寒，胃土上逆，迫于甲木，经气结涩，是以作痞。少阳之经，循胃口而下胁肋，随阳明而下行，胃逆则胆无降路，故与胃气并郁于心胁，甲木化气于相火，君相同气，胃逆而君相皆腾，则生上热。参、甘、姜、枣，温补中脘之虚寒；黄芩、黄连，清泻上焦之郁热；半夏降胃气而消痞满也。《金匮》治呕而肠鸣，心下痞者。中气虚寒则肠鸣，胃气上逆则呕吐也。

金匮大半夏汤　半夏二升，人参三两，白蜜一斤。水一斗二升，和蜜扬之二百四十遍，煮，分三服。治胃反呕吐者。以脾阳虚败，水谷不消，而土木郁陷，下窍堵塞，是以不为泄利，而为呕吐。胃以下行为顺，反而逆行，故名胃反。人参补中脘之阳，建其枢轴，白蜜润下窍之结涩，半夏降上逆之胃气也。

伤寒黄芩加半夏生姜汤　黄芩三两，芍药二两，甘草二两，大枣十二枚，半夏半升，生姜三两。治太阳少阳合病下利而作呕者；黄芩汤（方在黄芩），治太少之下利，加半夏、生姜降胃逆而止呕也。

葛根加半夏汤　葛根四两，麻黄三两，桂枝二两，甘草二两，芍药二两，生姜三两，大枣十二枚，半夏半升。治太阳阳明合病，不下利，但呕者。以阳明为少阳胆木所逼，水谷莫容，已消而在下脘则为利，未消而在上脘则为呕。半夏降胃逆而止呕也。

金匮半夏干姜散　半夏、干姜等份，为散，浆水服方寸匕。治干呕，吐逆，吐涎沫。以中寒胃逆，浊阴冲塞，肺气壅郁，淫蒸涎沫。干姜温中而下冲气，半夏降逆而荡瘀浊也。

小半夏汤　半夏一升，生姜一斤。治心下有支饮，呕而不渴者。以饮居心下，阻隔胃气，故胃逆作呕，而不觉燥渴。半夏、生姜，降逆气而排水饮也。

苓甘五味姜辛加半夏汤　茯苓四两，甘草三两，五味半升，干姜三两，细辛一两，半夏半升。治支饮，昏冒作呕，而不渴者。以饮居心下，隔其胃阳，阳升则冒，胃逆则呕，半夏驱水饮而止呕冒也。

越婢加半夏汤　麻黄六两，石膏半斤，甘草一两，生姜三两，大枣十五枚，半夏半升。治肺胀，咳喘上气，目如脱，脉浮大者。以中气虚滞，肺胃之降令素迟，一遇风寒，闭其皮毛，里郁莫泄，胃气逆升，肺壅为热，是以咳喘上气，而脉浮大。此为肺胀之病，即伤风齁喘而为热者。甘、枣，补其中虚，麻黄泻其皮毛，石膏清其肺热，生姜、半夏，降冲逆而破壅塞也。

伤寒半夏散　半夏、甘草、桂枝等份，为散，白饮和服方寸匕。不能服散，水煎服。治少阴病，咽痛者。以阴气上冲，因致咽痛。半夏、桂枝，降其冲逆，甘草缓其急迫也。

金匮半夏厚朴汤　半夏一升，厚朴三两，茯苓四两，生姜五两，苏叶二两。治妇人咽中如有炙脔。以湿旺气逆，血肉凝瘀。茯苓泻其湿，朴、半、姜、苏，降其逆而散其滞也。

半夏麻黄丸　半夏、麻黄等份，蜜丸。治心下悸者。以阳衰土湿，升降失政，脾陷而乙木不得直升，则郁勃而为悸，胃逆而甲木不能顺降，则悬虚而为惊。胃土上逆，浊阴填塞，心下更郁，经络壅涩，碍厥阴风木升达之路，是以心下悸动。《素问》：胃之大络，名曰虚里，出于左乳下，其动应衣，即此谓也。惊原于魂气之虚飘，悸原于经气之阻碍。半夏降胃逆而驱浊阴，麻黄开埋郁而通络路也。

人之中气，左右回旋，脾主升清，胃主降浊。在下之气，不可一刻而不升，在上之气，不可一刻而不降。一刻不升，则清气下陷，一刻不降，则浊气上逆。浊气上逆，则呕哕痰饮皆作，一切惊悸眩晕，吐衄嗽喘，心痞胁胀，膈噎反胃，种种诸病，于是生焉，而总由于中气之湿寒。盖中脘者，气化之原，清于此升，浊于此降，四象推迁，莫不本乎是。不寒不热，不燥不湿，阴阳和平，气机自转。寒湿偏旺，气化停滞，枢机不运，升降乃反，此脾陷胃逆之根也，安有中气健运，而病胃逆者哉！

甲木下行而交癸水者，缘于戊土之降，戊土不降，甲木失根，神魂浮荡，此惊悸眩晕所由来也。二火升炎，肺金被克，此燥渴烦躁所由来也。收令不遂，清气埋郁，此吐衄痰嗽所由来也。胆胃逆行，土木壅迫，此痞闷膈噎所由来也。凡此诸证，悉宜温中燥土之药，加半夏以降之。其火旺金热，须用清敛金火之品。然肺为病标而胃为病本，必降戊土，以转火金，胃气不降，金火无下行之路也。半夏辛燥开通，沉重下达，专入胃腑，而降逆气。胃土右转，浊瘀扫荡，胃腑冲和，神气归根，则鹤胎龟息，绵绵不绝竭矣。

血原于脏而统于经，升于肝而降于肺，肝脾不升，则血病下陷，肺胃不降，则血病上逆。缘中脘湿寒，胃土上郁，浊气冲塞，肺金隔碍，收令不行，是以吐衄。此与虚劳惊悸，本属同原，未有虚劳之久，不生惊悸，惊悸之久，不生吐衄者。当温中燥土，暖水敛火，以治其本，而用半夏降摄胃气，以治其标。

庸工以为阴虚火动，不宜半夏，率以清凉滋润之法，刊诸纸素。千载一辙，四海同风，《灵枢》半夏秫米之方（治目不得瞑，在"邪客篇"）。《金匮》半夏麻黄之制，绝无解者。仁人同心，下士不悟，迢迢长夜，悲叹殷庐，悠悠苍天，此何心哉！

洗去白矾用。妊娠姜汁炒。

代赭石

味苦，气平，入足阳明胃经。降戊土而除哕噫，镇辛金而清烦热。

伤寒旋覆花代赭石汤（方在旋覆花） 用之治伤寒汗吐下后，心下痞硬，噫气不除者，以其降胃而下浊气也。

滑石代赭汤（方在滑石） 用之治百合病，下之后者，以其降肺而清郁火也。

代赭重坠之性，驱浊下冲，降摄肺胃之逆气，除哕噫而泄郁烦，止反胃呕吐，疗惊悸哮喘，兼治吐衄、崩漏、痔瘘、泄利之病。

煅红，醋淬，研细，绵裹，入药煎。

松软者佳，坚硬者无用。

肝脾下陷者忌之。

厚朴

味苦、辛，微温，入足阳明胃经。降冲逆而止嗽，破壅阻而定喘，善止疼痛，最消胀满。

伤寒桂枝加厚朴杏子汤　桂枝、芍药、生姜各三两，甘草、厚朴各二两，大枣十二枚，杏仁五十枚。治太阳伤寒，下后微喘者。下后中虚胃逆，肺金莫降，是以发喘。姜、甘、大枣，和中而补土；桂枝、芍药，疏木而泻热；厚朴、杏仁降逆而止喘也。《伤寒》：喘家作，桂枝汤加厚朴、杏子仁。

朴姜甘夏人参汤　厚朴一斤，生姜半斤，甘草二两，半夏半升，人参一两。治伤寒汗后，腹胀满者。汗后中虚胃逆，浊阴冲塞，是以胀满。人参、甘草，补中而培土；朴、半、生姜，泻满而消胀也。

金匮厚朴大黄汤　厚朴一尺，枳实四枚，大黄六两。此即小承气汤，而分两不同。治支饮胸满者，以饮居心下，肺胃郁阻，是以胸满。大黄破结而逐饮，枳、朴，泻满而降逆也。

厚朴三物汤　厚朴八两，枳实五枚，大黄四两。此亦小承气汤，而分两不同。二方皆君厚朴。治腹满而便闭者。以滞气抟结，闭塞不通。枳、朴行滞而止痛，大黄破结而开塞闭也。

厚朴七物汤　厚朴半斤，枳实五枚，大黄二两，桂枝二两，甘草三两，生姜五两，大枣十枚。治腹满痛，发热，脉浮而数，饮食如故者。以外感风邪，经腑皆郁，经气不泄，故发热脉数。腑气不通，故腹满而痛。甘、枣、桂、姜，达郁而解外；枳、朴、大黄，泻满而攻里也。

厚朴麻黄汤 厚朴五两，小麦一升，麻黄四两，石膏如鸡子大，杏仁半升，干姜二两，半夏半升，细辛二两，五味半升。治咳而脉浮者。以中脘不运，皮毛不合，肺胃郁阻，浊气莫泄。麻黄发表而散寒，小麦、石膏，清肺而润燥，朴、杏、半夏、姜、辛、五味，降逆而止咳也。

大小承气汤（方在大黄），半夏厚朴汤（方在半夏），枳实薤白桂枝汤（方在枳实），王不留行散（方在王不留行），皆用之，以其降浊而行滞也。

厚朴苦辛下气，善破壅塞而消胀满，下冲逆而定喘嗽，疏通郁迫，和解疼痛，除反胃呕吐，疗肠滑泄利，消宿食停水，调泄秽吞酸，止肠胃雷鸣，平霍乱转筋，下冲消滞之物也。

去皮，姜汁炒。

枳实

味苦、酸、辛，性寒，入足阳明胃经。泻痞满而去湿，消陈宿而还清。

金匮枳术汤 枳实七枚，白术二两。煎，分三服。腹中软，即当散。治心下坚，大如盘，边如旋杯，水饮所作。以水停中脘，胃气郁阻，胆经隔碍，不得下行，痞结心下，坚硬不消。枳实泻水而消痞，白术燥土而补中也。

枳实薤白桂枝汤 枳实四枚，厚朴四两，栝楼一枚，薤白半斤，桂枝一两。治胸痹心痞，胸中满结，胁下逆抢心。以胆胃上逆，胸膈填塞。枳、朴、薤白，破壅塞而消痞结；栝楼、桂枝，涤浊瘀而下冲逆也。

伤寒枳实栀子汤　枳实三枚，栀子十四枚，香豉一两。清浆水煎，分二服，覆令微似汗。治大病瘥后，劳复者。大病新瘥，中气尚弱，因劳而复。浊阴上逆，中宫堙塞，经郁热作。枳实降浊而消滞，栀子泻热而清烦，香豉和中而散郁也。

金匮枳实芍药散　枳实、芍药等份。为散，服方寸匕，日三服，并主痈脓，以麦粥下之。治产后腹痛，烦满不得卧。以产后血亡肝燥，风木克土，是以腹痛。肝脾郁结，则胆胃壅塞，而生烦满。芍药清风而止痛，枳实泻满而除烦也。

栀子大黄汤（方在栀子），用之治伤寒下后，心烦腹满者，治酒疸懊侬热痛者。橘枳生姜汤（方在橘皮），用之治胸中痹塞，短气。桂姜枳实汤（方在桂枝），用之治心中痞塞悬痛。大小承气汤（二方在大黄），用之治阳明胃燥便难，皆以其泻痞满而破壅塞也。

枳实酸苦迅利，破结开瘀，泻痞消满，除停痰留饮，化宿谷坚癥，涤荡郁陈，功力峻猛，一切腐败壅阻之物，非此不消。

麸炒黑，勿令焦，研用。

栀子

味苦，性寒，入手少阴心、足太阴脾、足厥阴肝、足太阳膀胱经。清心火而除烦郁，泻脾土而驱湿热，吐胸膈之浊瘀，退皮肤之熏黄。

伤寒栀子干姜汤　栀子十四枚，干姜二两。煎，分三服。得吐，止后服。治太阳伤寒，大下后，身热不去，微烦者。大下败其中气，浊阴上逆，瘀生腐败，阻隔君火，身热心烦。干姜降逆而温中，栀子吐浊瘀而除烦热也。

栀子厚朴汤 栀子十四枚，厚朴四两，枳实四枚。煎，分二服。得吐，止后服。治伤寒下后，心烦腹满，卧起不安者。以下伤土气，中脘郁满，阳明不降，浊阴上逆，陈郁填塞，阻隔君火，烦躁不宁。枳、朴，泻满而降逆，栀子吐浊瘀而除烦也。

栀子香豉汤 栀子十四枚，香豉四两。煎，分二服。得吐，止后服。治伤寒汗下后，烦热，胸中窒者。汗下败其中气，胃土上逆，浊气填瘀，君火不得下行，故心宫烦热，胸中窒塞。香豉调中而开窒，栀子扫浊瘀而除烦热也。治阳明伤寒，下后胃中空虚，客气动膈，心中懊憹，舌上胎者。下伤胃气，浊阴逆上，客居胸膈，宫城不清，故生懊憹。香豉和中而下气，栀子涌浊瘀而清懊憹也。治厥阴病，利后虚烦，按之心下濡者。香豉和中而泻湿，栀子决浊瘀而清虚烦也。

栀子甘草香豉汤 栀子十二枚，香豉四两，甘草二两。煎，分二服。得吐，止后服。治伤寒汗吐下后，虚烦不得眠，剧则反覆颠倒，心中懊憹此栀子香豉证，而少气者。香豉、甘草，调胃而补中气，栀子涤浊瘀而清虚烦也。

栀子生姜香豉汤 栀子十二枚，香豉四两，生姜五两。煎，分二服。得吐，止后服。治伤寒汗吐下后，虚烦不得眠，剧则反覆颠倒，心中懊憹此栀子香豉证，而呕者。香豉、生姜，降逆而止呕吐，栀子荡浊瘀而清虚烦也。

栀子柏皮汤 栀子十五枚，甘草一两，黄柏皮一两。治太阴伤寒，发热身黄者。湿在经络，郁而不泻，则发热身黄。甘草、柏皮，补中而清表热，栀子泻湿而退身黄也。

金匮栀子大黄汤 栀子十四枚，香豉一升，枳实五枚，大黄三两。治酒疸，心中懊憹，或热痛者。酒疸湿热郁蒸，故心懊憹。甲木冲击，故生热痛。香豉、枳、黄，降浊而泻热，栀子清心而除懊憹也。

茵陈蒿汤（方在茵陈），治太阴病，身黄腹满，小便不利者（谷疸同此）。大黄硝石汤（方在大黄），治黄疸腹满，小便不利者，皆用之，以清乙木之郁蒸，泻膀胱之湿热也。

栀子苦寒，清心火而除烦热，烦热既祛，清气下行，则浊瘀自涌。若热在膀胱，则下清水道，而开淋涩。盖厥阴乙木，内孕君火，膀胱之热，缘乙木之遏陷，亦即君火之郁沦也，善医黄疸者，以此。

香豉

味苦、甘，微寒，入足太阴脾经。调和脏腑，涌吐浊瘀。

仲景伤寒栀子香豉汤（方在栀子） 用之治伤寒汗下后，烦热，胸中窒者，土湿胃逆，浊瘀凝塞，香豉扫浊瘀而开凝塞也。治伤寒汗吐下后，虚烦不得眠，剧则反覆颠倒，心中懊憹者，以腐败壅塞，浊气熏冲，香豉涌腐败而清宫城也。

瓜蒂散（方在瓜蒂） 用之治胸中塞瘀，心中痞硬，气冲咽喉，不得息，以寒瘀胶塞，阻碍气道，香豉荡腐物而清胸膈也。

金匮栀子大黄汤（方在栀子） 用之治酒疸，心中懊憹热痛，以湿热熏冲，心君郁痞，香豉排郁陈而宁神宇也。

香豉调和中气，泻湿行瘀，扫除败浊，宿物失援，自然涌吐，实非吐剂。肃清脏腑，甚有除旧布新之妙。

瓜蒂

味苦,性寒,入足阳明胃、足太阴脾经。利水而泻湿淫,行瘀而涌腐败。

伤寒瓜蒂汤 瓜蒂二十枚。水一升,煎五合,顿服之。治太阳中暍,身热痛重,而脉微弱。以夏月汗出,浴于冷水,水入汗孔,而行皮中,窍隧冷闭,郁遏阳火,而生内热。壮火伤气,故脉微弱。瓜蒂决皮中之水,开窍而泻热也。

瓜蒂散 瓜蒂一分,赤小豆一分。为散,取一钱匕,以香豉一合,用热汤煮作稀糜,去滓,取汁和散,温服,取吐。不吐,加之,得快吐乃止。治胸有寒瘀,病如桂枝证,头不痛,项不强,寸脉微浮,心中痞硬,气上冲咽喉,不得息者。以胃土上逆,碍胆经降路,二气相迫,结于胃口,故心下痞硬。降路梗塞,则肺气逆冲,咽喉阻闭,肺气郁遏淫蒸,而化痰涎,隧道皆填,是以胸膈壅闷,不得喘息。小豆、香豉,行其瘀浊,瓜蒂涌其痰涎也。治厥阴病,邪结胸中,心下烦,饥不能食,手足厥冷,脉乍紧者。以痰涎在胸,郁阻肺气,不得四达。瓜蒂涌痰涎以通气道也。治宿食在上脘者。宿食上停,浊气不降,郁闷懊憹,头痛发热,其状甚似外感。瓜蒂涌之,则浊降而病除也。

瓜蒂苦寒,泻水涤痰,涌吐腐败,以清气道,荡宿食停饮,消水肿黄疸,通脑闷鼻衄,止咳逆齁喘,湿热头痛,风涎喉阻,一切癫痫蛊胀之病皆医。

亡血家忌之。

蜀漆

味苦、辛，性寒，入足阳明胃、足太阴脾、足少阳胆经。荡浊瘀而治痎疟，扫腐败而疗惊狂。

金匮蜀漆散　蜀漆、云母、龙骨等份。为散，未发前浆水服半钱匕。温疟加蜀漆半分，临发时服一钱匕。治牝疟，多寒者。寒湿之邪，客于少阳之部，郁遏阳气，不得外达。阳气发于阴邪之内，重阴闭束，莫能透越，鼓搏振摇，则生寒战。阳郁热盛，透围而出，是以发热。阳气蓄积，盛而后发，故至期病作，应如潮信。阳旺则蓄而即盛，故日与邪争，阳衰则久而方振，故间日而作。阳进则一郁即发，锐气倍常，故其作日早，阳退则闭极方通，渐至困乏，故其作日晏。作之日早，则邪退日速，作之日晏，则邪退日迟。作晏而退迟者，阳衰不能遽发，是以寒多。阳败而终不能发，则绝寒而无热矣。云母泻其湿寒，龙骨收其腐败，蜀漆排决陈宿，以达阳气也。

伤寒救逆汤（方在龙骨）　用之治伤寒火劫，亡阳惊狂，起卧不安者，以阳亡湿动，君相离根，浊阴上填，心宫胶塞，蜀漆除道而清君侧也。

蜀漆苦寒疏利，扫秽行瘀，破坚化积，清涤痰涎，涌吐垢浊，是以善医痎疟惊狂之病。

洗去腥用。

黎芦

味苦、辛，性寒，入足阳明胃、手太阴肺经。涌胸膈之痰涎，定皮肤之眴惕。

金匮黎芦甘草汤 黎芦、甘草。原方失载。治病人手指臂肿动，身体眴眴者。以手之三阴，自胸走手，手之三阳，自手走头，经气郁遏，故结而为肿，郁而为动。郁极则身体眴动，不但指臂而已。此缘胸有瘀浊，阻隔经气往来之路，是以如此。甘草培其中气，黎芦吐其瘀浊，以通经气也。

黎芦苦寒毒烈，善吐浊痰，兼治疥癣，杀诸虫，点痣，去息肉。

升麻

味辛、苦、微甘，性寒，入手阳明大肠、足阳明胃经。利咽喉而止疼痛，消肿毒而排脓血。

金匮升麻鳖甲汤 升麻二两，鳖甲手掌大一片，甘草二两，当归一两，雄黄五钱，蜀椒一两。水四升，煎一升，顿服。治阳毒为病，面赤斑斑如锦文，咽喉痛，吐脓血。阳毒之病，少阳甲木之克阳明也。手足阳明，皆行于面，少阳甲木，从相火化气，火之色赤，故面见赤色。足阳明之脉，循喉咙而入缺盆，胆胃壅迫，相火瘀蒸，故咽喉痛而吐脓血。其病五日可治，七日不可治。升麻、甘草，清咽喉而缓急迫；鳖甲、当归，消凝瘀而排脓血；雄黄、蜀椒，泻湿热而下逆气也。

升麻鳖甲去雄黄蜀椒汤 升麻二两，鳖甲手掌大一片，甘草二两，当归一两。治阴毒为病，面目青，身痛如被杖，咽喉痛。阴毒之病，厥阴乙木之克太阴也。厥阴乙木，开窍于目，木之色青，故面目青。脾主肌肉，足太阴之脉，上膈而挟咽，肝脾郁迫，风木冲击，故身及咽喉皆痛。升麻、甘草，清咽喉而缓急迫；鳖甲、当归，破结滞而润风木也。

阳毒、阴毒，病在肝胆，而起于外邪，非风寒束闭，郁其脏腑，不应毒烈如是。升麻清利咽喉，解毒发汗，表里疏通，是以奏效也。

伤寒麻黄升麻汤（方在麻黄）　用之治厥阴病，咽喉不利，吐脓血，以其清咽喉而排脓血也。

升麻辛凉升散，清利咽喉，解肌发表，善治风寒侵迫，咽喉肿痛，呕吐脓血之病。最能解毒，一切蛊毒邪秽之物，入口即吐。避疫疠烟瘴之气，断泄利遗带之恙，止吐衄崩淋诸血，消痈疽热肿，平牙根臭烂，疗齿疼，医口疮，胥有良效。

手阳明自手走头，足阳明自头走足，二经升降不同，升麻升提之性，入手阳明为顺，入足阳明为逆。咽喉之病，以及口舌牙齿，其位在上，须用升麻，而加清降之药，自高下达，引火归根。若足阳明他病，悉宜降药，不宜升麻，惟用于涌吐方中乃可。后世庸工，以之升提足阳明胃腑清气，足阳明顺下则治，逆上则病，何可升乎！

葛根

味甘、辛，性凉，入足阳明胃经。解经气之壅遏，清胃腑之燥热，达郁迫而止利，降冲逆而定喘。

伤寒葛根汤　葛根四两，麻黄、桂枝、芍药、甘草各二两，大枣十二枚，生姜二两。治伤寒太阳阳明合病，项背强几几，无汗恶风者。阳明胃经，自头走足，行身之前，背者，胸之府也，《素问》语。太阳经病不解，内侵阳明，阳明郁遏，不得顺降，冲逆胸膈，胸膈莫容，遂后壅于项背，故项背强直，几几不柔。寒闭皮毛，故无汗恶风。姜、甘、大枣，利中宫而补土；桂枝、芍药，达凝郁而泻热；麻黄散太阳之寒；葛根解阳明之郁也。治太阳与阳明合病，自下利者。以经气郁遏，则腑气壅迫，不能容受，未消之食，必至上呕，已化之谷，必至下利。麻黄发表而泻郁遏，葛根疏里而达壅迫也。又治太阳病，欲作刚痉，无汗而小便反少，气上冲胸，口噤不得语者。以过汗亡津，筋脉不柔，复感寒邪，闭其皮毛，则病刚痉。足阳明脉循上齿，手阳明脉循下齿，筋脉燥急，故口噤不开。麻黄泻闭而散寒，葛根降逆而润燥也。

桂枝加葛根汤 桂枝三两，芍药、甘草各二两，大枣十二枚，生姜三两，葛根四两。煎服。治太阳阳明合病，项背强几几，汗出恶风者。风泄皮毛，故汗出恶风。桂、芍，泻太阳而达营郁，葛根解阳明而降气逆也。

葛根黄连黄芩汤 葛根半斤，黄连一两，黄芩二两，甘草二两。治太阳中风，下后下利脉促，喘而汗出者。以下伤中气，脾陷为利，胃逆为喘。上热郁生，窍开汗出。连、芩，清君相之火，葛根降阳明之逆也。

金匮竹叶汤（方在竹叶） 用之治产后中风，发热面赤，喘而头痛，以胃气上逆，肺郁生热，故气喘头痛而发热面赤，葛根清胃而降逆也。

奔豚汤（方在甘李根白皮） 用之治奔气上冲胸，腹痛，往来寒热，以风木勃发，则生烦躁，生葛清风而润燥，泻热而除烦也。

葛根辛凉下达，除烦泻热，降阳明经腑之郁，经腑条畅，上脘之气不逆，则下脘之气不陷，故呕泄皆医。生津止渴，清金润燥，解阳明郁火，功力尤胜。

作粉最佳。鲜者取汁用，甚良。

赤石脂

味甘、酸、辛，性涩，入手少阴心，足太阴脾、手阳明大肠经。敛肠胃而断泄利，护心主而止痛楚。

伤寒桃花汤 干姜三两，粳米一升，赤石脂一斤，用一半研末。水七升，煮米熟，去渣，温服七合，入赤石脂末方寸匕。治少阴病，腹痛下利，小便不利，便脓血者。以水土湿寒，脾陷肝郁，二气逼迫，而腹为之痛。木愈郁而愈泄，水道不通，则谷道不敛，膏血脱陷，凝瘀腐败，风木摧剥，而下脓血。粳米补土而泻湿，干姜温中而驱寒，石脂敛肠而固脱也。

赤石脂禹余粮汤 赤石脂一斤，禹余粮一斤。治伤寒下利不止，利在下焦，服理中汤，利益甚者。己土湿陷，庚金不敛，则为泄利。而己土湿陷之利，其病在中，理中可愈，庚金不敛之利，其病在下，理中不能愈。石脂、余粮，涩滑而断泄利也。

乌头赤石脂丸（方在乌头） 用之治心痛彻背，以其保宫城而护心君也。

赤石脂酸收涩固，敛肠住泄，护心止痛，补血生肌，除崩收带，是其所长。最收湿气，燥脾土，治停痰吐水之病。更行瘀涩，破凝滞，有摧生下衣之能。兼医痈疽、痔瘘、反胃、脱肛之证。

禹余粮

味甘，微寒，入足太阴脾、足少阴肾、足厥阴肝、手阳明大肠经。止小便之痛涩，收大肠之滑泄。

伤寒禹余粮丸 原方失载。治汗家重发汗，恍惚心乱，小便已阴痛者。以发汗太多，阳亡神败，湿动木郁，水道不利，便后滞气梗涩，尿孔作痛。禹余粮甘寒收涩，秘精敛神，心火归根，坎阳续复，则乙木发达，滞开而痛止矣。

赤石脂禹余粮汤（方在石脂） 用之治大肠滑脱，利在下焦者，以其收湿而敛肠也。

禹余粮敛肠止泄，功同石脂，长于泻湿，达木郁而通经脉，止少腹骨节之痛，治血崩闭经之恙，收痔瘘失血，断赤白带下。

煎汤，生，研。作丸、散，煅红，醋淬，研细用。

鸡子黄

味甘，微温，入足太阴脾、足阳明胃经。补脾精而益胃液，止泄利而断呕吐。

伤寒黄连阿胶汤（方在阿胶） 用之治少阴病，心中烦，不得卧者，以其补脾而润燥也。

金匮百合鸡子汤（方在百合） 用之治百合病，吐之后者，以其涤胃而降逆也。

排脓散（方在桔梗） 用之，以其补中脘而生血肉也。

鸡子黄温润淳浓，体备土德，滋脾胃之精液，泽中脘之枯槁，降浊阴而止呕吐，升清阳而断泄利，补中之良药也。

煎油，治小儿湿热诸疮，甚效。鸡子白在三卷中。

麻仁

味甘，气平，性滑，入足阳明胃、手阳明大肠、足厥阴肝经。润肠胃之约涩，通经脉之结代。

伤寒麻仁丸　麻子仁二升，芍药半斤，杏仁一斤，去皮尖，炒用，研如脂，大黄一斤，厚朴一斤，枳实半斤。末，炼蜜丸梧子大，饮服十丸，日三服，渐加。治阳明病，脾约便难。以脾气约结，糟粕不能顺下，大肠以燥金主令，敛涩不泄，日久消缩，约而为丸。燥结不下，是以便难。麻仁、杏仁，润燥而滑肠，芍药、大黄，清风而泻热，厚朴、枳实，行滞而开结也。

炙甘草汤（方在甘草）　用之治少阳病，脉结代，心动悸者，以其养血而润燥也。

麻仁滑泽通利，润大肠而滋经脉，隧路梗涩之病宜之。

去壳，炒，研用。

白蜜

味甘、微咸，入足阳明胃、足太阴脾、手阳明大肠经。滑秘涩而开结，泽枯槁而润燥。

伤寒蜜煎导法　蜜七合。炼干，作挺如指，长二寸，内谷道中，欲大便时去之。治阳明病，自汗出，小便自利，津液内竭，大便硬者。以汗尿亡津，而致便硬，非胃热便难之比，不可攻下，蜜煎润燥而滑肠也。

金匮大半夏汤（方在半夏）　用之治反胃呕吐，以肠窍闭塞，糟粕不得下传，白蜜润大肠而通传道也。

伤寒大陷胸丸（方在大黄）　用之治结胸项强，以其滑胸膈而下瘀浊也。

金匮乌头汤（方在乌头）　用之治历节疼痛，以其滑经络而止寒湿也。

大乌头煎（方在乌头） 用之治寒疝绕脐痛，以其润筋脉而缓迫急也。

甘草粉蜜汤（方在甘草） 用之治蛔虫为病，吐涎心痛，以其滋乙木而息风燥也。

甘遂半夏汤（方在甘遂） 用之治留饮欲去，心下续坚满，以其滑肠胃而泻水饮也。

蜂蜜浓郁滑泽，滋濡脏腑，润肠胃而开闭涩，善治手足阳明燥盛之病。太阴湿旺，大便滑溏者勿服。

入水四分之一，炼熟用。

大黄

味苦，性寒，入足阳明胃、足太阴脾、足厥阴肝经。泻热行瘀，决壅开塞，下阳明之燥结，除太阴之湿蒸，通经脉而破癥瘕，消痈疽而排脓血。

伤寒大承气汤 大黄四两，芒硝三两，枳实五枚，厚朴半斤。治阳明病，胃热便难。以表病失解，郁其胃阳，阳莫盛于阳明，阳明戊土，从燥金化气，阳旺土燥，肠窍结涩，腑热莫宣，故谵语潮热，手足汗流。胃气壅遏，不得下泄，故脐腹满痛。大黄、芒硝，破结而泻热；厚朴、枳实，降逆而消滞也。

小承气汤 大黄四两，厚朴二两，枳实三枚。治阳明病，腑热方作。大黄泻其燥热，朴、枳，开其郁滞也。

大陷胸汤 大黄六两，芒硝一斤，甘遂一钱。水六升，煮大黄，取二升，去渣，入芒硝，煎化，入甘遂末，分服。治太阳中风，下早而为结胸。以腑热未实，下之太早，伤其中气，戊土不降，里阴上逆，皮毛未泄，表阳亦陷，阴阳拒隔，结于胸中。寒热逼蒸，化生水气，硬满疼痛，烦躁懊憹。硝、黄，泻其郁热，甘遂排其水饮也。

大陷胸丸 大黄半斤，芒硝半斤，葶苈半斤，杏仁半升。共末之，入芒硝，研如脂，丸如弹子大，取一枚，甘遂末一钱、白蜜二合，水二升，煮一升，温顿服之。一宿乃下。不下，更服。治结胸项强，状如柔痉。以湿热熏冲，上连颈项。大黄、芒硝，破结而泻热；杏仁、葶苈、甘遂，降逆而泻水也。

大黄黄连泻心汤 大黄二两，黄连一两。麻沸汤一升渍之，去渣，分温服。治伤寒下后复汗，心下痞硬。以汗下伤其中气，阳亡土败，胃气上逆，阻碍胆经降路，结于心下，痞塞硬满。相火既隔，君火亦升。大黄泻戊土而清热，黄连泻心火而除烦也。

桂枝加大黄汤 桂枝三两，甘草二两，生姜三两，大枣十二枚，芍药六两，大黄一两。治太阳病，医反下之，因而腹满实痛，属太阴者。以太阳表病，误下而伤脾气，脾陷木遏，郁生风热，侵克己土，胀满而成实痛。桂枝和中而解表，芍药滋乙木而清风，大黄泻己土而消满也。

金匮大黄硝石汤 大黄、硝石、黄柏各四两，栀子十五枚。水煎，顿服。治黄疸，腹满自汗，小便不利而赤。以黄家湿淫经络，皮毛莫启，是以发黄，今汗孔外泄，水道里郁，表和里实，湿不在经络而在脏腑，法当用下。大黄、黄柏，泻其瘀热；硝石、栀子，清其湿热也。

苓甘五味姜辛半杏加大黄汤 茯苓四两，甘草三两，五味半升，干姜三两，细辛三两，半夏半升，杏仁半升，大黄三两。治痰饮，水去呕止，肿消痹愈，而面热如醉者。痰饮服半夏而水去，服杏仁而肿消，若面热如醉，是胃热逆冲，上熏其面。缘足之三阳，自头走足，阳明行身之前，自面而下，加大黄以泻阳明之热也。

大黄附子汤 大黄三两，细辛二两，附子三枚。炮用。治胁下偏痛，发热，其脉紧弦。以脾土寒湿，郁其肝气，风木抑遏，故胁痛而发热，脉弦而且紧，宜以温药下其结寒。辛、附，温寒而破瘀，大黄下积而开结也。

大黄甘草汤 大黄一两，甘草一两。治食已即吐者。以土弱胃逆，浊气痞塞，郁生上热，故水谷不下。大黄破其痞塞，甘草培土补中，缓其下行之急也。

伤寒抵当汤 大黄三两，桃仁、水蛭、虻虫各三十枚。水煎，分三服。治伤寒六七日后，表证犹在，脉微而沉，热在下焦，其人发狂，小腹硬满，小便自利者。以表病失解，经热莫达，内传膀胱之腑，血室瘀蒸，是以发狂，宜先解其表寒，而后下其瘀血，桃、蛭、虻虫，破其瘀血，大黄泻其郁蒸也。

金匮大黄䗪虫丸 大黄十分，甘草三两，杏仁一升，芍药四两，干地黄十两，桃仁一升，干漆一两，虻虫一升，水蛭百枚，蛴螬半升，䗪虫半升，黄芩三两。蜜丸，小豆大，酒饮服五丸，日三服。治五劳义详《素问·宣明五气篇》中，七伤义详《金匮·血痹虚劳》。羸瘦腹满，内有干血，肌肤甲错，两目黯黑。以中气劳伤，己土湿陷，风木抑遏，贼伤脾气，脾气堙郁，不能腐热水谷，化生肌肉，故羸瘦而腹满。肝藏血而窍于目，肝气抑遏，营血瘀涩，无以荣华皮腠，故肌肤甲错而两目黯黑。甘草培土而缓中，杏仁行滞而泻满，桃仁、干漆、虻虫、水蛭、蛴螬、䗪虫，破郁而消癥；芍药、地黄，清风木而滋营血，黄芩、大黄，泻相火而下结块也。

下瘀血汤 大黄三两，桃仁二十枚，䗪虫二十枚。炼蜜为四丸，酒一升，煮一丸，取八合，顿服之。瘀血下如豚肝。亦主经水不利。治产后腹痛，中有瘀血，着于脐下者。以瘀血在腹，木郁为痛。桃仁、䗪虫，破其瘀血，大黄下其癥块也。

大黄甘遂汤 大黄二两，甘遂二两，阿胶二两。煮一升，顿服之。其血当下。治产后水与血结在血室，小腹胀满，小便微难而不渴者。以水寒湿旺，乙木抑遏，水瘀血结，不得通达，故腹胀满，便难而不渴。阿胶清风而润木，大黄、甘遂，下瘀血而行积水也。

大黄牡丹皮汤 大黄四两，芒硝四合，瓜子半升，桃仁五十枚，牡丹皮一两。煎一升，入芒硝，煎化，顿服之。有脓当下，无脓下血。治肠痈，少腹肿痞，按之痛如淋，小便调，自汗出，时时发热，复恶寒，脓已成，其脉洪数者。以湿寒隔碍，气血不行，壅肿而为痈疽。营卫瘀遏，外寒内热，郁热淫蒸，故肉腐为脓。脓之未成，气血壅塞，则脉见迟紧，脓成结消，气血通达，故见洪数。未脓可下，脓成宜排。丹皮、桃仁、瓜子，排决其脓血；大黄、芒硝，寒泻其燔蒸也。

大黄苦寒迅利，泻热开瘀，决壅塞而通结闭，扫腐败而荡郁陈，一切宿食留饮，老血积痰，得之即下，心痞腹胀，胃结肠阻，饮之即通，湿热瘀蒸，非此不除，关窍梗塞，非此不开，荡涤肠胃之力莫与为比，下痢家之停滞甚捷。

酒浸用。

巴豆

味辛、苦，大热，入足阳明胃、足太阴脾、足少阴肾经。驱寒邪而止痛，开冷滞而破结。

伤寒二白散（方在桔梗） 用之治寒实结胸，无热证者，以寒实郁结，痞塞不通，巴豆破寒实而决郁塞也。

巴豆辛苦大热，破沉寒积冷，止心疼腹痛，泻停痰积水，下宿谷坚癥，治霍乱胀痛，不能吐泻，疗寒痰阻闭，不得喘息，排脓血而去腐秽，荡积滞而断疟痢，消死肌胬肉，点疣痣疥癣，种种奇功，神异非常。

去壳，炒，研用。强人可服二厘。

卷 二

昌邑黄元御坤载著

当归

味苦、辛，微温，入足厥阴肝经。养血滋肝，清风润木，起经脉之细微，回肢节之逆冷，缓里急而安腹痛，调产后而保胎前，能通妊娠之小便，善滑产妇之大肠，奔豚须用，吐蛔宜加，寒疝甚良，温经最效。

伤寒当归四逆汤 当归三两，芍药三两，细辛二两，通草三两，甘草二两，大枣二十五枚。治厥阴伤寒，手足厥冷，脉细欲绝。以肝司营血，而流于经络，通于肢节，厥阴之温气亏败，营血寒涩，不能充经络而暖肢节。甘草、大枣，补脾精以荣肝；当归、芍药，养营血而复脉，桂、辛、通草，温行经络之寒涩也。

金匮当归生姜羊肉汤 当归三两，生姜五两，羊肉一斤。治寒疝腹痛，胁痛里急，及产后腹痛。以水寒木郁，侵克己土。当归补血而荣木，生姜、羊肉，行滞而温寒也。

当归芍药散 当归三两，芍药一斤，川芎三两，白术四两，茯苓四两，泽泻半斤。治妇人妊娠杂病诸腹痛。以脾湿肝郁，风木贼土。归、芎、芍药，疏木而清风燥，苓、泽、白术，泻湿而补脾土也。

当归贝母苦参丸 当归四两，贝母四两，苦参四两。治妊娠小便难，饮食如故。以膀胱之水，生于肺金而泻于肝木，金木双郁，水道不利。当归滋风木之郁燥，贝母、苦参，清金利水而泻湿热也。

当归散 当归一斤，芍药、川芎一斤，黄芩一斤，白术半斤。为散，酒服方寸匕。治胎产诸病。以胎前产后诸病，土湿木郁，而生风燥。芎、归、芍、芩，滋风木而清热，白术燥湿土而补中也。

火为阳而水为阴，水中之气，是为阳根。阳根左升，生乙木而化丁火，火降而阳清，则神发焉。神旺于火，而究其本原，实胎于木，阳气全升则神旺。木处阳升之半，神之初胎，灵机方肇，是谓之魂，魂藏于肝而舍于血。肝以厥阴风木，生于癸水，癸水温升，而化血脉。血者，木之精液，而魂之体魄也。

风静血调，枝干荣滋，则木达而魂安。温气亏乏，根本失养，郁怒而生风燥，精液损耗，本既摇落，体魄伤毁，魂亦飘扬，此肝病所由来也，于是肢寒脉细，腹痛里急，便艰尿涩，经闭血脱，奔豚吐蛔寒疝之类，由此生焉。悉当养血，以清风燥。

当归滋润滑泽，最能息风而养血，而辛温之性，又与木气相宜，酸则郁而辛则达，寒则凝而温则畅，自然之理也。血畅而脉充，故可以回逆冷而起细微。木达而土苏，故可以缓急痛而安胎产。诸凡木郁风动之证，无不宜之。但颇助土湿，败脾胃而滑大便，故仲景用之，多土木兼医。但知助阴而不知伐阳，此后世庸工所以大误苍生也。

阿胶

味平，入足厥阴肝经。养阴荣木，补血滋肝，止胞胎之阻疼，收经脉之陷漏，最清厥阴之风燥，善调乙木之疏泄。

金匮胶艾汤　阿胶二两，干地黄六两，芍药四两，当归三两，川芎二两，甘草二两，艾叶三两。治妊娠胞阻，腹痛下血。以乙木不达，侵克己土，是以腹痛。乙木郁陷，而生风燥，疏泄失藏，是以下血。胶、地、归、芍，养血而清风燥，甘草补中而缓迫急，川芎疏木而达遏郁，艾叶暖血而回陷漏也。

胶姜汤　阿胶、干姜。原方阙载，今拟加甘草、大枣、生姜、桂枝。治妇人经脉陷下，滴漏墨色。以脾肾阳亏，风木郁陷，经寒血漏，色败而黑。阿胶滋风木而止疏泄，干姜温经脉而收陷漏也。

乙木生于癸水而长于己土，水温土燥，则木达而血升，水寒土湿，则木郁而血陷，木气抑遏，不得发扬，于是怫郁而生风燥，凡诸腹痛里急、崩漏淋利之证，无不以此。风木之性，专于疏泄，泄而未遂，则梗涩不行，泄而太过，则注倾而下。阿胶息风润燥，养血滋阴，猪苓（方在猪苓）、薯蓣（方在薯蓣）、黄土（方在黄土）、温经（方在茱萸）、白头翁（方在白头翁）、炙甘草（方在甘草）、鳖甲煎（方在鳖甲）、黄连阿胶（方在黄连）、大黄甘遂（方在大黄），诸方皆用之，以滋乙木之风燥也。其性滋润凝滞，最败脾胃而滑大肠，阳衰土湿，饮食不消，胀满溏滑之家，甚不相宜。必不得已，当辅以姜、桂、二苓之类。

蛤粉炒，研用。

地黄

味甘、微苦,入足太阴脾、足厥阴肝经。凉血滋肝,清风润木,疗厥阴之消渴,调经脉之结代,滋风木而断疏泄,血脱甚良,泽燥金而开约闭,便坚亦效。

金匮肾气丸 干地黄八两,山茱萸四两,薯蓣四两,茯苓三两,泽泻三两,牡丹皮三两,桂枝一两,附子一两。治虚劳腰痛,小腹拘急,小便不利,及妇人转胞,不得小便,及短气有微饮,及男子消渴,小便反多。以木主疏泄,水寒土湿,乙木郁陷,不能上达,故腰痛而腹急。疏泄之令不行,故小便不利。土木郁塞,下无透窍,故胞系壅阻而转移。水饮停留,上无降路,故气道格碍而短促。木以疏泄为性,郁而莫泄,激怒而生风燥,津液伤耗,则病消渴。风木之性,泄而不藏,风盛而土湿,不能遏闭,泄之太过,故小便反多。久而精溺注倾,津液无余,则枯槁而死。燥在乙木,湿在己土,而寒在癸水。乙木之燥,病之标也,癸水之寒,病之本也,是当温补肾气,以拔病本。附子补肾气之寒,薯、萸,敛肾精之泄,苓、泽,渗己土之湿,地黄润乙木之燥,桂枝达肝气之郁,丹皮行肝血之滞。

盖木愈郁而风愈旺,风旺而疏泄之性愈烈,泄之不通,则小便不利,泄而失藏,则小便反多,标异而本同,总缘于土湿而水寒,生意之弗遂也。水温土燥,郁散风清,则木气发达,通塞适中,而小便调矣。

肾气者,坎中之阳,《难经》所谓肾间动气,生气之根,呼吸之门也。方以肾气为名,则君附子而不君地黄,地黄者,淮阴之兵,多多益善,而究非主将也。

仲景于地黄，无作君之方，无特加之法。肾气丸用之治消渴淋癃，君附子以温肾气，地黄滋风木之枯燥也。薯蓣丸（方在薯蓣），用之治虚劳风气，君薯蓣以敛肾精，地、胶、归、芍，清风木之疏泄也。伤寒炙甘草汤（方在甘草），用之治经脉结代，君甘草以补中气，地、胶、麻仁，滋经脉之燥涩也。大黄䗪虫丸（方在大黄），用之治劳伤干血，君大黄、䗪虫，以破积，地黄、芍药，润经脉之枯燥也。黄土汤（方在黄土），用之治便后下血，君黄土以收血脱，地黄、阿胶，清风木之疏泄也。胶艾汤（方在阿胶），用之治胎阻下血，君胶、艾以回血漏，地黄、归、芍，清风木之疏泄也。百合地黄汤（方在百合）。用之治百合初病，君百合以清肺热，地黄泄脏腑之瘀浊也。

地黄滋润寒凉，最滑大便，火旺土燥者宜之。伤寒阳明病，腑燥便结，多服地黄浓汁，滋胃滑肠，胜用承气。鲜者尤捷，故百合地黄汤以之泻脏腑瘀浊，其力几同大黄。温疫、疹病之家，营郁内热，大用生地，壮其里阴，继以表药发之，使血热外达，皮肤斑生，亦为要物。血热不得透泄，以致经络郁热，而生痂癞，是为癞风，用生地于表散之中，清经热以达皮毛，亦为良品。水旺土湿者，切不可服！

凡人木病则燥，土病则湿，而木之病燥，究因土湿。滋木之燥，势必益土之湿，土湿愈增，则木燥愈甚，木益枯而土益败，则人死矣。地黄甚益于风木，甚不宜于湿土。阳旺土燥则不病，病者皆阴旺而土湿者也。

外感阳明之中，燥湿相半，三阴全是湿寒。内伤杂病，水寒土湿者，十之八九，土木俱燥者，不多见也。脾约之人，大便结燥，粪若羊矢，反胃噎膈，皆有此证，是胃湿而肠燥，非真燥证也。衄家，惟阳明伤寒，卫郁莫泄，逆循上窍，冲逼营血，以致鼻流，于表汗之中，加生地凉营之味，使之顺达皮毛，乃为相宜。至于内伤吐衄，悉缘土湿，更非燥证，以及种种外热烦蒸，无非土湿阳飞，火奔水泛，久服地黄，无有不死！

盖丁癸同宫，戊己并行，人之衰也，火渐消而水渐长，燥日减而湿日增，阳不胜阴，自然之理。阳旺则壮，阴旺则病，阳纯则仙，阴纯则鬼，抑阴扶阳，不易之道。但至理幽玄，非上智不解，后世庸工，以下愚之资，而谈上智之业，无知妄作，遂开补阴滋水之派。群儿冒昧，翕习成风，著作流传，遍于寰海，使抱病之家，死于地黄者十九，念之可为痛心也！

晒干，生用。仲景方中生地，是用鲜者取汁。熟地之制，庸工妄作，不足用也。

芍药

味酸、微苦，微寒，入足厥阴肝、足少阳胆经。入肝家而清风，走胆腑而泻热，善调心中烦悸，最消腹里痛满，散胸胁之痞热，伸腿足之挛急，吐衄悉瘳，崩漏胥断，泄痢与淋带皆灵，痔漏共瘰疬并效。

伤寒桂枝加芍药汤 桂枝三两，甘草二两，大枣十二枚，生姜三两，芍药六两。治太阳伤寒，下后腹满痛，属太阴者。以木养于土，下败脾阳，己土湿陷，乙木遏郁，而生风燥，侵克己土，是以腹痛。木贼土困，便越二阳，而属太阴。姜、甘、大枣，补土和中，桂枝达肝气之郁，加芍药清风木之燥也。

小柴胡汤（方在柴胡），治少阳伤寒，腹中痛者，去黄芩，加芍药。通脉四逆汤（方在甘草），治少阴病，下利脉微，腹中痛者，去葱，加芍药二两。金匮防己黄芪汤（方在防己），治风湿脉浮身重，胃中不和者，加芍药三分，盖土湿木陷，郁生风燥，风木冲击，脾土被伤，必作疼痛，不以芍药清风燥而泻木郁，痛不能止也。伤寒真武汤（方在茯苓），治少阴病，腹痛，四肢沉重疼痛，而用芍药。小建中汤（方在阿胶），治少阳伤寒，腹中急痛，而倍芍药，皆此义也。四逆散（方在甘草），治少阴病，四逆，腹痛用芍药而加附子，法更妙矣。

新加汤（方在人参）　治太阳伤寒，发汗后，身疼痛，脉沉迟者，桂枝加芍药、生姜各一两，人参三两。以肝司营血，行经络而走一身，汗泄营中温气，木枯血陷，营气沦郁而不宣畅，故身作疼痛而脉见沉迟。木陷则生风，人参补血中之温气，生姜达经脉之郁陷，芍药清风木之枯燥也。

附子汤（方在附子）　治少阴病，身体疼，手足寒，骨节痛，脉沉者。以血行于经络，走一身而达肢节，水寒而风木郁陷，是以脉沉。营血郁涩，不能行一身而暖肢节，是以身疼而肢节寒痛。参、术、苓、附，补火土而泻寒水，芍药清风木之枯燥也。

芍药甘草汤　芍药四两，甘草四两。治太阳伤寒，脉浮汗出，心烦恶寒，小便数，脚挛急。以阳虚土弱，脾陷胃逆，相火不降而心烦，风木不升而恶寒。风木疏泄，上下失藏，故汗出而尿数。津液耗伤，筋脉焦缩，故腿足挛急。甘草补其土虚，芍药双清木火，以复津液也。

相火上郁，则阳泄而烦心，小建中治少阳病心悸而烦者，芍药清相火之逆升也。

风木下郁，则阳陷而恶寒，芍药甘草附子汤（芍药三两，甘草三两，附子一枚），治太阳伤寒，发汗病不解，反恶寒者。以汗伤中气，风木不达，阳气郁陷，则表病不解而反加恶寒，缘阳不外达于皮毛也。阳气之陷，因土虚而水寒。甘草补己土之虚，附子温癸水之寒，芍药清风木之燥也。

桂枝去芍药汤　桂枝三两，甘草三两，大枣十二枚，生姜三两。治太阳伤寒，下后脉促胸满者。以表证未解，而误下之，经阳内陷，为里阴所拒，结于胸膈，则为结胸。若脉促者，"仲景脉法"：脉来数，时一止复来者，名曰促。是经阳不至全陷，"脉法"：阳盛则促，是为里阴所壅逼。故表证犹未解也，可用桂枝表药。若觉胸满，则当去芍药。缘下伤中气，里阴上逆，表阳内陷，为里阴所拒，是以胸虽不结，而亦觉壅满，里阳既败，故去芍药之酸寒，而以桂枝达其经阳也。若微觉恶寒，便是阳陷稍深，则于去芍药方中，加附子以温寒水也。

真武汤，下利者，去芍药，加干姜二两，以肝脾阳败，则下陷而为泄利，故去芍药之酸寒，而加干姜之辛温也。

阳根于水，升于肝脾，而化丁火，水寒土湿，脾阳郁陷，下遏肝木升达之路，则郁勃而克脾土，腹痛里急之病，于是生焉。厥阴以风木之气，生意不遂，积郁怒发，而生风燥，是以厥阴之病，必有风邪。风性疏泄，以风木抑遏，而行疏泄之令，若消若淋，若泄若痢，若崩若漏，若带若遗，始因郁而欲泄，究欲泄而终郁，其或塞或通，均之风燥则一也。芍药酸寒入肝，专清风燥而敛疏泄，故善治厥阴木郁风动之病。肝胆表里同气，下清风木，上清相火，并有捷效。

然能泄肝胆风火，亦伐脾胃之阳，《伤寒》：太阴为病，脉弱，其人续自便利，设当行大黄、芍药者，宜减之，以其人胃气弱，易动故也。凡风木之病，而脾胃虚弱，宜稍减之，与姜、桂、苓、术并用，土木兼医。若至大便滑泄，则不可用矣。黄芩汤、大柴胡用之治少阳之下利，以甲木而克戊土，所以泻少阳之相火也。伤寒别经及杂证下利，皆肝脾阳陷，不宜芍药。其败土伐阳，未如地黄之甚，然泻而不补，亦非虚家培养之剂也。

《金匮》妇人腹痛用芍药诸方，总列于后。妊娠及杂病诸腹痛，当归芍药散主之（方在当归）。产后腹痛烦满，枳实芍药散主之（方在枳实）。产后虚羸，腹痛里急，痛引腰背，杂病腹中痛，小建中汤主之（方在胶饴）。带下，少腹满痛，经一月再见者，土瓜根散主之（方在土瓜根）。

防风

味甘、辛，入足厥阴肝经。燥己土而泻湿，达乙木而息风。

金匮桂枝芍药知母汤（方在桂枝）　用之治历节疼痛，以其燥湿而舒筋脉也。

薯蓣丸（方在薯蓣）　用之治虚劳，风气百病，以其燥湿而达木郁也。

竹叶汤（方在竹叶）　用之治产后中风，发热面赤，以其疏木而发营郁也。

厥阴风木之气，土湿而木气不达，则郁怒而风生。防风辛燥发扬，最泻湿土而达木郁，木达而风自息，非防风之发散风邪也。风木疏泄，则窍开而汗出，风静而汗自收，非防风之收敛肌表也。其诸主治，行经络，逐湿淫，通关节，止疼痛，舒筋脉，伸急挛，活肢节，起瘫痪，清赤眼，收冷泪，敛自汗盗汗，断漏下崩中。

柴胡

味苦，微寒，入足少阳胆经。清胆经之郁火，泻心家之烦热，行经于表里阴阳之间，奏效于寒热往来之会，上头目而止眩晕，下胸胁而消硬满，口苦咽干最效，眼红耳热甚灵，降胆胃之逆，升肝脾之陷，胃口痞痛之良剂，血室郁热之神丹。

伤寒小柴胡汤 柴胡半斤，半夏半升，甘草三两，黄芩三两，人参三两，大枣十二枚，生姜三两。治少阳伤寒中风五六日，往来寒热，胸胁苦满，默默不欲饮食，心烦喜呕。以少阳之经，居表阳里阴之中，表阳内郁，则热来而寒往，里阴外乘，则热往而寒来。其经行于胸胁，循胃口而下，逆而上行，戊土被克，胆胃俱逆，土木壅遏，故饮食不纳，胸胁满而烦呕生。少阳顺降，则下温而上清，少阳逆升，则下寒而上热，热胜则传阳明，寒胜则传太阴。柴胡、黄芩，清泻半表，使不热胜而入阳明，参、甘、大枣，温补半里，使不寒胜而入太阴，生姜、半夏，降浊阴之冲逆而止呕吐也。又治腹中急痛者，以胆胃逼迫，则生痞痛，参、甘、大枣、柴胡、黄芩，内补土虚而外疏木郁也。治妇人中风，经水适断，热入血室，寒热如疟，发作有时者。以经水适断，血室方虚，少阳经热，传于厥阴，而入血室。夜而血室热作，心神挠乱，谵妄不明。外有胸胁痞满，少阳经证。肝胆同气，柴、芩清少阳经中之热，亦即清厥阴血室之热也。

大柴胡汤 柴胡半斤，黄芩三两，半夏半升，生姜五两，大枣十二枚，芍药二两，枳实四两，大黄二两。治少阳伤寒，汗出不解，心中痞硬，呕吐而下利者。以少阳半表阳旺，热胜而传阳明，汗愈泄而胃愈燥，故汗出不解。甲木侵迫，戊土被逼，胃气郁遏，水谷莫容，故吐利俱作。胃口壅塞，故心中痞硬。少阳证罢，便是阳明之承气证，此时痞硬呕利，正在阳明少阳经腑合病之秋。柴、芩、芍药，清少阳之经；枳实、大黄，泻阳明之腑；生姜、半夏，降浊气而止呕逆也。

金匮鳖甲煎丸（方在鳖甲） 用之治病疟一月不瘥，结为癥瘕，以疟邪亦居少阳之部，柴胡所以散少阳经气之痞塞也。

寒性闭塞而营性发散，伤寒则寒愈闭而营愈发，发而不通，遂裹束卫气而生表寒，迟则阳郁而后发热。风性疏泄而卫性收敛，中风则风愈泄而卫愈敛，敛而不启，遂遏逼营血而生里热，迟则阴郁而后恶寒。阳盛于三阳，阴盛于三阴，少阳之经，行于二阳三阴之中，半表半里之介，半里之阴乘于外，则闭藏而为寒，及其衰也，内郁之阳，又鼓发而为热，热来则寒往矣，半表之阳发于内，则蒸腾而为热，及其衰也，内郁之阴，又裹束而为寒，寒来则热往矣。阳明之不能热往而寒来者，阳盛于表也，太阴之不能寒往而热来者，阴盛于里也。足少阳以甲木而化相火，顺则下行而温水脏，相火下秘，故上清而下暖，逆而上行，出水腑而升火位，故下寒而上热。下寒则半里之阴内旺，所以胜表阳而为寒，上热则半表之阳外旺，所以胜里阴而为热。表阳里阴，各居其半，均势相争，胜负循环，则见寒热之往来。阴胜则入太阴之脏，但有纯寒而热不能来，阳胜则入阳明之腑，但有纯热而寒不能来。

入腑则吉，徐用承气，泻其内热而外无别虑，入脏则凶，急用四逆，温其里寒而未必万全，是以入脏为逆，入腑为顺，然入腑失下而亦有死者，究不如在经之更顺也。方其在经，阴阳搏战，胜负未分，以小柴胡双解表里，使表阳不至传腑，里阴不至传脏，经邪外发，汗出病退，此小柴胡之妙也。

足少阳经，自头走足，行身之侧，起于目之外眦，从耳下项，由胸循胁，绕胃口而下行，病则逆行，上克戊土，而刑辛金。以甲木而克戊土，胃无下降之路，则气逆而作呕吐，以相火而刑辛金，肺无下降之路，则气逆而生咳嗽。辛金被贼，则痞塞于胸胁，戊土受虐，则胀满于腹胁，以其经气之结滞也。木气盛则击撞而痛生，火气盛则熏蒸而发热，凡自心胁胸肋而上，若缺盆颈项，若咽喉口齿，若辅颐腮颧，若耳目额角，一切两旁热痛之证，皆少阳经气之逆行也。少阳甲木，居于左而行于右，邪轻则但发于左，邪旺则并见于右。柴胡入少阳之经，清相火之烦蒸，疏木气之结塞，奏效最捷，无论内外感伤，凡有少阳经病，俱宜用之。缘少阳之性，逆行则壅迫而暴烈，顺行则松畅而和平，柴胡清泻而疏通之，经气冲和，则反逆为顺，而下行也。

肝胆表里相通，乙木下陷而生热者，凡诸淋浊泄利之类，皆有殊功。以其轻清萧散，甚与肝胆之郁热相宜，热退郁消，自复升降之旧，故既降少阳之逆，亦升厥阴之陷。痔漏之证，因手少阳之陷，瘰疬之证，因足少阳之逆，并宜柴胡。

黄芩

味苦，气寒，入足少阳胆、足厥阴肝经。清相火而断下利，泻甲木而止上呕，除少阳之痞热，退厥阴之郁蒸。

伤寒黄芩汤 黄芩三两，芍药二两，甘草一两，大枣十二枚。若呕者，加半夏半升，生姜三两。治太阳少阳合病，自下利者。以太阳而传少阳，少阳经气内遏，必侵克戊土，而为呕利。逆而不降，则壅逼上脘而为呕，降而不舒，则郁迫下脘而为利。利泄胃阳，则入太阴之脏，利亡脾阴，则传阳明之腑。少阳以甲木而化相火，易传阳明而为热。甘草、大枣，补其脾精；黄芩、芍药，泻其相火也。

外台黄芩汤　黄芩三两，半夏半升，人参三两，大枣十二枚，干姜二两，桂枝一两。治干呕下利者。以中气虚寒，脾陷而贼于乙木，则为下利，胃逆而贼于甲木，则为干呕。人参、大枣，补中培土；干姜、桂枝，温升肝脾而止下利；黄芩、半夏，清降胆胃而止干呕也。

伤寒小柴胡汤（方在柴胡），用之治往来寒热，胸胁硬满。大柴胡汤（方在柴胡），用之治发热汗出，心下痞硬。半夏泻心汤（方在半夏），用之治呕而发热，心中痞满。生姜泻心汤（方在生姜），用之治干呕食臭，心下痞硬。甘草泻心汤（方在甘草），用之治水谷不化，心下痞硬。附子泻心汤（方在附子），用之治恶寒汗出，心下痞硬，大黄黄连泻心汤（方在大黄），用之治关上脉浮，心下痞濡，以少阳之经，自头走足，下胸贯膈，由心下而行两胁，经气郁遏，内攻戊土，胃气被贼，胀满不运，外逼少阳之经，结塞不开，是以心胁痞满，结微则濡，结甚则硬，少阳经郁，相火升炎，黄芩清少阳之相火，以泻痞郁之热也。葛根黄芩黄连汤（方在葛根），用之治喘而汗出者。泽漆汤（方在泽漆），用之治咳而脉浮者，清相火之刑辛金也。干姜芩连人参汤（方在干姜），用之治食入即吐者，清甲木之克戊土也。金匮鳖甲煎丸（方在鳖甲），用之治疟病结为癥瘕，清少阳之郁火也。大黄䗪虫丸（方在大黄），用之治虚劳内有干血，清厥阴之燥热也。当归散（方在当归），用之治妊妇诸病，清风木之郁蒸也。黄土汤（方在黄土），用之治便后下血，清风木之疏泄也。

甲木清降，则下根癸水而上不热，乙木温升，则上生丁火而下不热，足厥阴病则乙木郁陷而生下热，足少阳病则甲木郁升而生上热，以甲木原化气于相火，乙木亦含孕乎君火也。黄芩苦寒，并入甲乙，泻相火而清风木，肝胆郁热之证，非此不能除也。然甚能寒中，厥阴伤寒，脉迟，而反与黄芩汤彻其热，脉迟为寒，今与黄芩汤复除其热，腹中应冷，当不能食，今反能食，此名除中，必死。小柴胡汤，腹中痛者，去黄芩，加芍药，心下悸，小便不利者，去黄芩，加茯苓，凡脉迟、腹痛、心下悸、小便少者，忌之。

清上用枯者，清下用实者，内行醋炒，外行酒炒。

黄柏

味苦，气寒，入足厥阴肝、足太阴脾经。泻己土之湿热，清乙木之郁蒸，调热利下重，理黄疸腹满。

伤寒乌梅丸（方在乌梅）　用之治厥阴伤寒，气上撞心，心中疼热，食即吐蛔，以木郁则虫化，郁冲而生上热，黄柏泻郁升之上热而杀蛔虫也。

白头翁汤（方在白头翁）　用之治厥阴病，热利下重者，以木郁则利作，郁陷而生下热，黄柏泻郁陷之下热而举重坠也。

金匮栀子柏皮汤（方在栀子）　用之治太阴病，身黄发热者。大黄硝石汤（方在大黄），用之治黄疸腹满，小便不利者，以乙木湿陷，不能疏泄，郁生下热，传于膀胱，水窍不开，溢于经络，则身黄腹满而发热，黄柏泻湿热而清膀胱也。

阳衰土湿，乙木不达，抑遏而生湿热，冲于胃口，则心中疼热，陷于大肠，则热利下重，郁于膀胱，淫于肌肤，则腹满身黄。黄柏苦寒迅利，疏肝脾而泻湿热，清膀胱而排瘀浊，殊有捷效，最泻肝肾脾胃之阳。后世庸工，以此为滋阴补水之剂，著书立说，传流不息，误人多矣。

黄柏清脏腑之湿热，柏皮清经络之湿热，故发热身黄用柏皮。

白头翁

味苦，性寒，入足少阳胆、足厥阴肝经。清下热而止利，解郁蒸而凉血。

伤寒白头翁汤　白头翁三两，黄连三两，黄柏三两，秦皮三两。治厥阴病，热利下重，欲饮水者。以己土湿陷，木郁而生下热，不能疏泄水道，则为下利，缘风木之性，愈郁则愈泄，水道不开，谷道必不能闭也。足厥阴风木，手少阳相火，俱陷于大肠，故魄门郁热而重坠。手少阳下陷，则足少阳上逆，君相合气，升炎于上，故渴欲饮水。白头翁清少阳之相火，黄连清少阴之君火，黄柏、秦皮泻厥阴之湿热也。

白头翁苦寒之性，并入肝胆，泻相火而清风木，是以善治热利。其诸主治，消瘿瘤，平瘰疬，治秃疮，化癥块，清咽肿，断鼻衄，收血利，止腹痛，医外痔，疗偏坠。

秦皮

味苦，性寒，入足厥阴肝经。清厥阴之郁热，止风木之疏泄。

伤寒白头翁汤（方在白头翁）　用之治热利下重者，以其清热而止利也。

秦皮苦寒酸涩，专入厥阴，清郁蒸而收陷泄。其诸主治，通经脉，开痹塞，洗目赤，收眼泪，去瘴翳，除惊痫，收崩带，止泄痢。

白蔹

味苦，微寒，入足少阳胆、足厥阴肝经。清少阳上逆之火，泻厥阴下郁之热。

金匮薯蓣丸（方在薯蓣） 用之治虚劳，风气百疾，以其泻肝胆之郁热也。

白蔹苦寒疏利，入肝胆之经，散结滞而清郁热。其诸主治，消瘰疬，平痔漏，清赤目，止血痢，除酒齄，灭粉刺，理痈肿，收带浊，解女子阴中肿痛。

豆黄卷

味甘，气平。利水泻湿，达木舒筋。

金匮薯蓣丸（方在薯蓣） 用之，以其泻湿而疏木也。

大豆黄卷专泻水湿，善达木郁，通腠理而逐湿痹，行经脉而破血癥，疗水郁腹胀之病，治筋挛膝痛之疾。黑大豆长于利水而行血，及其芽生而为黄卷，更能破瘀而舒筋，以其发舒通达，秉之天性也。黑豆芽生五寸，干之为黄卷。

苦参

味苦，性寒，入足厥阴肝、足太阳膀胱经。清乙木而杀虫，利壬水而泻热。

金匮苦参汤 苦参一斤，煎汤熏洗。治狐惑蚀于下部者。以肝主筋，前阴者，宗筋之聚，土湿木陷，郁而为热，化生虫蜃蚀于前阴。苦参清热而去湿，疗疮而杀虫也。

当归贝母苦参丸（方在当归）　用之治妊娠小便难，以土湿木陷，郁而生热，不能泄水，热传膀胱，以致便难，苦参清湿热而通淋涩也。

苦参苦寒之性，清乙木之瘀热而杀虫蟨，泻壬水之热涩而开癃闭。其诸主治，疗鼻齆，止牙痛，消痈肿，除疥癞，平瘰疬，调痔漏，治黄疸、红痢、齿衄、便血。

生梓白皮

味苦，性寒，入足少阳胆、足阳明胃经。泻戊土之湿热，清甲木之郁火。

伤寒麻黄连翘赤小豆汤（方在连翘）　用之治太阴病，瘀热在里，而发黄者，以其清胃胆上逆之瘀热也。

太阴土湿，胃气逆行，胀满不运，壅碍甲木下行之路，甲木内侵，束逼戊土，相火郁遏，湿化为热，则发黄色，以木主五色，入土化黄故也。梓白皮苦寒清利，入胆胃而泻湿热，湿热消则黄自退。胆胃上逆，浊气熏冲，则生恶心呕哕之证。湿热郁遏，不得汗泄，则生疥痤癣痱之病。其诸主治，清烦热，止呕吐，洗癣疥，除瘙痒。

甘李根白皮

味涩，性寒，入足厥阴肝经。下肝气之奔冲，清风木之郁热。

金匮奔豚汤　甘草二两，半夏四两，生姜四两，生葛五两，黄芩三两，川芎二两，当归二两，芍药二两，甘李根白皮一斤。治奔豚气，上冲胸，腹痛，往来寒热。以阳亡脾败，陷遏乙木，木气郁发，冲于脐腹胸膈，则生疼痛，而兼寒热。缘乙木上冲，胃胆俱逆，少阳郁迫，内与阴争，胜负迭见，故寒热往来。厥阴风木之气，风动血耗，温郁为热。甘草补土缓中，生姜、半夏，降甲戊之上逆，黄芩、生葛，清胆胃之郁热，川芎、芍药，疏木而润风燥，甘李根白皮清肝而下冲气也。

甘李根白皮甘寒敛涩，善下厥阴冲气，故治奔豚。其诸主治，止消渴，除烦逆，断痢疾，收带下。

狼牙

味苦，性寒，入足厥阴肝经。清乙木之郁热，疗女子之阴疮。

金匮狼牙汤　狼牙三两。水四升，煮半升，以绵缠箸如茧，浸汤沥阴，日四。治妇人少阴脉滑而数，阴中生疮，蚀烂者。尺中候肾，尺脉滑数，是木郁于水，而生下热，法当阴里生疮。温热蒸腐，故剥蚀而坏烂。狼牙清郁热而达乙木，止蚀烂而消痛痒也。

狼牙草苦寒清利，专洗一切恶疮。其诸主治，止便血，住下痢，疗疮疡蚀烂，治疥癣瘙痒，女子阴痒，理虫疮发痒，杀寸白诸虫。

猪胆汁

味苦，性寒，入足少阳胆经。清相火而止干呕，润大肠而通结燥。

伤寒白通加猪胆汁汤　葱白四茎，干姜一两，生附子一枚，人尿五合，猪胆汁一合。治少阴病下利，厥逆无脉，干呕心烦者。以水寒土败，君相皆飞，甲木克胃，故生干呕，丁火失根，故觉心烦。猪胆汁清相火而止呕，人尿清君火而除烦也。

通脉四逆加猪胆汁汤 甘草三两，干姜三两，大附子一枚，猪胆汁半合。治霍乱吐下既止，汗出而厥，四肢拘急，脉微欲绝者。以相火逆升，汗孔疏泄。猪胆汁清相火而止汗也。

猪胆汁方 大猪胆一枚，泻汁，和醋少许，灌谷道中。食顷，当大便出。治阳明病，自汗出，小便利，津液内竭，大便硬者。以汗出水利，津亡便硬。证非胃实，不可攻下。猪胆汁合醋，清大肠而润燥也。

猪胆汁苦寒滋润，泻相火而润燥金，胆热肠燥者宜之。

乌梅

味酸，性涩，入足厥阴肝经。下冲气而止呕，敛风木而杀蛔。

伤寒乌梅丸 乌梅三百个，干姜十两，细辛六两，人参六两，桂枝六两，当归四两，川椒四两，附子六两，黄连一斤，黄柏六两。治厥阴病，气上冲心，心中疼热，消渴，食即烦生，而吐蛔者。以水寒土湿，木气郁遏，则生蛔虫。木郁风动，肺津伤耗，则病消渴。木郁为热，冲击心君，则生疼热。脏腑下寒，蛔移膈上，则生烦呕。呕而气逆，冲动蛔虫，则病吐蛔。乌梅、姜、辛，杀蛔止呕而降冲气；人参、桂、归，补中疏木而润风燥；椒、附，暖水而温下寒；连、柏，泻火而清上热也。

乌梅酸涩收敛，泻风木而降冲击，止呕吐而杀蛔虫，善医蛔厥之证。其诸主治，止咳嗽，住泄利，消肿痛，涌痰涎，泻烦满，润燥渴，散乳痛，通喉痹，点黑痣，蚀瘀肉，收便尿下血，止刀箭流血，松霍乱转筋，开痰厥牙闭。

醋浸一宿，去核，米蒸。

枣仁

味甘、酸，入手少阴心、足少阳胆经。宁心胆而除烦，敛神魂而就寐。

金匮酸枣仁汤 酸枣仁二升，甘草一两，茯苓二两，川芎二两，知母二两。治虚劳虚烦不得眠。以土湿胃逆，君相郁升，神魂失藏，故虚烦不得眠睡。甘草、茯苓，培土而泻湿；川芎、知母，疏木而清热；酸枣敛神魂而安浮动也。

枣仁酸收之性，敛摄神魂，善安眠睡。而收令太过，颇滞中气，脾胃不旺，饮食难消者，当与建中燥土，疏木达郁之品并用，不然则土木皆郁，腹胀吞酸之病作矣。其诸主治，收盗汗，止梦惊。生用泄胆热多眠，熟用补胆虚不寐。

山茱萸

味酸，性涩，入足厥阴肝经。温乙木而止疏泄，敛精液而缩小便。

金匮八味丸（方在地黄） 用之治男子消渴，小便反多，以其敛精液而止疏泄也。

水主藏，木主泄，消渴之证，木能疏泄而水不蛰藏，精尿俱下，阳根失敛，久而阳根败，则人死矣。山茱萸酸涩敛固，助壬癸蛰藏之冷，收摄精液，以秘阳根，八味中要药也。八味之利水，则桂枝、苓、泽之力，非山茱萸所司也。

去核，酒蒸。

艾叶

味苦、辛，气温，入足厥阴肝经。燥湿除寒，温经止血。

金匮柏叶汤（方在柏叶）　用之治吐血不止。

胶艾汤（方在阿胶）　　用之治胞阻漏血，以其温经而止血也。

血生于肝，敛于肺，升于脾，降于胃，行于经络，而统于中气，中气旺则肝脾左升而不下泄，肺胃右降而不上溢，中气虚败，肺胃逆升，则上流于口鼻，肝脾下陷，则下脱于便溺。盖血以阴质而含阳气，其性温暖而孕君火，温则流行而条畅，寒则凝瘀而梗涩，瘀而不行，则为癥瘕，瘀而未结，则经脉莫容，势必外脱，肺胃之阳虚，则逆流而不降，肝脾之阳虚，则陷泄而不升。肺胃之逆，非无上热，肝脾之陷，非无下热，而究其根原，全缘于中下之湿寒。

艾叶和煦通畅，逐湿除寒，暖补血海，而调经络，瘀涩既开，循环如旧，是以善于止血，而治疮疡。其诸主治，止吐衄便尿、胎产崩带、淋沥痔漏、刀箭跌损诸血，治发背、痈疽、疔毒、痔疮、臁疮、风癞、疥癣诸疮，除咽喉、牙齿、眼目、心腹诸痛，灭奸黯，落赘疣，调胎孕，扫虫蛋。

灶中黄土

味辛，入足太阴脾、足厥阴肝经。燥湿达木，补中摄血。

金匮黄土汤　灶中黄土半斤，甘草二两，白术三两，黄芩三两，阿胶三两，地黄三两，附子三两。治先便后血。以水寒土湿，乙木郁陷而生风，疏泄不藏，以致便血。其下在大便之后者，是缘中脘之失统，其来远也。黄土、术、甘，补中燥湿而止血；胶、地、黄芩，滋木清风而泻热；附子暖水驱寒而生肝木也。

下血之证，固缘风木之陷泄，而木陷之根，全因脾胃之湿寒。后世医书，以为肠风，风则有之，而过不在肠，至于脾胃湿寒之故，则绝无知者。愈用清风润燥之剂，而寒湿愈增，则注泄愈甚，以至水泛火息，土败人亡，而终不悟焉，此其所以为庸工也。

灶中黄土，以湿土而得火化，最能燥湿而敛血，合术、甘以燥土，附子以暖水，胶、地以清风，黄芩以泻热，下血之法备矣。盖水寒则土湿，土湿则木郁，木郁则风生，风生则血泄；水暖而土燥，土燥而木达，木达而风静，风静而血藏，此必然之理也。

足太阴以湿土主令，辛金从令化气而为湿，手阳明以燥金主令，戊土从令化气而为燥，失血之证，阳明之燥衰，太阴之湿旺也。

柏叶燥手太阴、足阳明之湿，故止吐血，燥则气降而血敛，黄土燥手阳明、足太阴之湿，故止下血，燥则气升而血收也。其诸主治，止吐衄、崩带、便尿诸血，敷发背、痈疽、棍杖诸疮。

新绛

味平，入足厥阴肝经。行经脉而通瘀涩，敛血海而止崩漏。

金匮旋覆花汤（方在旋覆花） 用之治妇女半产漏下，以其敛血而止漏泄也。

新绛利水渗湿，湿去则木达而血升，故能止崩漏。其诸主治，止崩漏、吐衄、泄利诸血诸血证皆缘土湿，以中气湿郁，故上溢而下泄也。除男子消渴消渴，厥阴风木之病，亦缘太阴土湿。通产后淋沥。

止血，烧灰存性，研用。消渴、淋沥，煮汤，温服。

马通

味辛，性温，入足厥阴肝经。最能敛气，长于止血。

金匮柏叶汤（方在柏叶）　用之治吐血不止，以其敛气而收血也。

白马通性善摄血，其诸主治，专止吐衄崩漏诸血。

王不留行

味苦，入足厥阴肝经。疗金疮而止血，通经脉而行瘀。

金匮王不留行散　王不留行十分，蒴藋细叶十分，桑东南根白皮十分，甘草十八分，厚朴二分，川椒三分，干姜二分，黄芩二分，芍药二分。治病金疮。以金疮失血，温气外亡，乙木枯槁，风燥必动。甘草培其中气，厚朴降其浊阴，椒、姜，补温气而暖血，芩、芍，清乙木而息风，蒴藋化凝而行瘀，桑根、王不留行通经而止血也。

王不留行通利经脉，善治金疮而止血。其诸主治，止鼻血，下乳汁，利小便，出诸刺，消发背痈疽。

八月八日采苗，阴干百日用。

桂枝

味甘、辛，气香，性温，入足厥阴肝、足太阳膀胱经。入肝家而行血分，走经络而达营郁，善解风邪，最调木气，升清阳脱陷，降浊阴冲逆，舒筋脉之急挛，利关节之壅阻，入肝胆而散遏抑，极止痛楚，通经络而开痹涩，甚去湿寒，能止奔豚，更安惊悸。

伤寒桂枝汤　桂枝三两，芍药三两，甘草二两，大枣十二枚，生姜三两。治太阳中风，头痛发热，汗出恶风。以营性发扬，卫性敛闭，风伤卫气，泄其皮毛，是以汗出。风愈泄而卫愈敛，郁遏营血，不得外达，是以发热。甘草、大枣，补脾精以滋肝血，生姜调脏腑而宣经络，芍药清营中之热，桂枝达营气之郁也。

桂枝人参汤 桂枝四两，人参、白术、炙甘草、干姜各三两。治太阳伤寒，表证未解，而数下之，利下不止，心下痞硬。以误下伤其中气，己土陷下而为泄，戊土逆上而为痞，而表证犹存。人参汤理中气之纷乱，桂枝解表邪之怫郁也。

桂枝甘草汤 桂枝四两，甘草二两。治太阳伤寒，发汗过多，又手自冒其心，心下悸动，欲得手按者。以阳亡土败，木气郁勃，欲得手按，以定撼摇。甘草、桂枝，培土以达木也。

桂枝加桂汤 桂枝五两，芍药三两，甘草二两，大枣十二枚，生姜三两。治太阳伤寒，烧针发汗，针处被寒，核起而赤，必发奔豚，气从小腹上冲心胸者。以汗后阳虚脾陷，木气不达，一被外寒，闭其针孔，木气郁动，必发奔豚。若气从小腹上冲心胸，便是奔豚发矣。先灸其针孔，以散其外寒，乃以桂枝加桂，疏乙木而降奔冲也。

凡气冲心悸之证，皆缘水旺土虚，风木郁动之故。苓桂术甘汤（方在茯苓），治太阳伤寒，吐下之后，心下逆满，气上冲胸，又发汗动经，身为振振摇者。金匮桂苓五味甘草汤（桂枝四两，茯苓四两，五味半升，甘草三两），治痰饮咳逆，服小青龙汤后（方在麻黄）。饮去咳止，气从少腹上冲胸咽者与桂苓五味甘草，治其冲气。防己黄芪汤（方在防己），治风湿脉浮身重，气上冲者，加桂枝三分。伤寒，太阳病下后，其气上冲者，与桂枝加桂汤。茯苓桂枝甘草大枣汤（方在茯苓），治太阳伤寒汗后，脐下悸动，欲作奔豚者。伤寒理中丸（方在人参），治霍乱吐利，若脐上筑者，肾气动也，去术，加桂四两。伤寒四逆散（方在甘草），治少阴病四逆，悸者，加桂五分。以足之三阴，自足走胸，乙木生于癸水而长于己土，水寒土湿，脾气郁陷，乙木抑遏，经气不畅，是以动摇。其始心下振悸，枝叶之不宁也，及其根本摇撼，脐下悸作，则木气奔突，势如惊豚，直冲于胸膈咽喉之间。桂枝疏肝脾之郁抑，使其经气畅达，则悸安而冲退矣。

乌梅丸（方在乌梅）　治厥阴病，气上冲心，心中疼热，食则吐蛔。以木郁则虫化，木气勃升，故冲击而作痛。桂枝疏木达郁，下冲气而止心痛也。

金匮桂姜枳实汤　桂枝三两，生姜三两，枳实五两。治心中悬疼，气逆痞塞。以胆胃不降，心下痞塞，碍乙木上行之路，冲击而生疼痛。枳、姜，降浊而泻痞，桂枝通经而达木也。

外台柴胡桂枝汤　柴胡四两，黄芩二两半，半夏二合半，甘草一两，芍药两半，大枣六枚，生姜、桂枝各一两半，人参一两半。治心腹卒痛。以甲木郁则上克戊土，而为心疼，乙木郁则下克己土，而为腹疼。小柴胡补土而疏甲木，芍药、桂枝，清风而疏乙木也。此本太阳少阳合病之方。少阳伤寒，肢节烦疼，微呕，心下支结，是少阳之经证也，而外见发热恶寒，是太阳之经证也，故以柴胡而加桂枝，双解太少之经。然心腹疼痛之理，亦不外是也。

金匮桂甘姜枣麻附细辛汤　桂枝三两，甘草二两，生姜三两，大枣十二枚，麻黄二两，附子一枚，细辛三两。治气分，心下坚，大如盘，边如旋杯。气分，清阳之位，而浊气痞塞，心下坚，大如盘，边如旋杯，此下焦阴邪逆填于阳位也。阴邪上逆，原于水旺而土虚。甘、枣，补其土虚，附子温其水寒，姜、桂、细辛，降其浊阴，麻黄泻其滞气也。

桂枝茯苓丸 桂枝、芍药、丹皮、桃仁、茯苓等份。治妊娠，宿有癥病，胎动漏血。以土虚湿旺，中气不健，胎妊渐长，与癥病相碍，中焦胀满，脾无旋运之路，陷遏乙木，郁而生风，疏泄失藏，以致血漏。木气郁冲，以致胎摇。茯苓泻湿，丹皮、桃仁，破癥而消瘀，芍药、桂枝，清风而疏木也。

桂枝芍药知母汤 桂枝、白术、知母、防风各四两，芍药三两，生姜五两，麻黄、甘草、附子各二两。治肢节疼痛，脚肿，身羸，头眩，欲吐。以四肢禀气于脾胃，中脘阳虚，四肢失养，湿伤关节，而生肿痛。浊阴阻格，阳不下济，郁升而生眩晕，逆行而作呕吐。术、甘，培土以障阴邪，附子温下而驱湿寒，知母清上而宁神气，桂、芍、姜、麻，通经而开痹塞也。

八味肾气丸（方在地黄） 治妇人转胞，不得小便。男子虚劳腰痛，少腹拘急，小便不利。男子消渴，小便反多。以木主疏泄，职司水道，水寒土湿，木气抑郁，疏泄不遂，而愈欲疏泄，泄而弗畅，则小便不利，泄而失约，则小便反多，桂枝疏木以行疏泄也。其短气有微饮者，宜从小便去之，苓桂术甘汤主之，肾气丸亦主之，桂枝善行小便，是以并泻水饮也。

桂枝附子汤（方在附子） 治风湿相抟，骨节疼痛，小便不利，大便坚，小便利者，去桂，加术，便利而去桂者，木达而疏泄之令行也。

桂枝辛温发散，入肝脾而行营血。风伤卫气，卫闭而遏营血，桂枝通达经络，泻营郁而发皮毛，故善表风邪。

肝应春，而主生，而人之生气充足者，十不得一，即其有之，亦壮盛而不病，病者，皆生气之不足者也。盖木生于水而长于土，水温土燥，阳气升达，而后生气畅茂，水寒土湿，生气失政，于是滞塞而克己土，以其生意不遂，故抑郁而作贼也。肝病则燥涩湮瘀，经脉亦病。木中孕火，其气本温，温气存则郁遏而生风热，温气少则风热不作，纯是湿寒。其湿寒者，生气之衰，其风热者，亦非生气之旺。此肝病之大凡也。

桂枝温散发舒，性与肝合，得之脏气条达，经血流畅，是以善达脾郁。经脏荣舒，而条风扇布，土气松和，土木双调矣。土治于中，则枢轴旋转，而木气荣和，是以既能降逆，亦可升陷，善安惊悸，又止奔豚。至于调经开闭，疏木止痛，通关逐痹，活络舒筋，噎塞痞痛之类，遗浊淋涩之伦，泄秽、吞酸、便血之属，胎坠、脱肛、崩中带下之条，皆其所优为之能事也。大抵杂证百出，非缘肺胃之逆，则因肝脾之陷，桂枝既宜于逆，又宜于陷，左之右之，无不宜之，良功莫悉，殊效难详。凡润肝养血之药，一得桂枝，化阴滞而为阳和，滋培生气，畅遂荣华，非群药所能及也。

去皮用。

羊肉

味苦，《素问》：羊肉、杏、薤皆苦。气膻，入足太阴脾、足厥阴肝经。温肝脾而扶阳，止疼痛而缓急。

金匮当归生姜羊肉汤（方在当归） 用之治寒疝腹痛者，以水寒木枯，温气颓败，阴邪凝结，则为痕疝，枯木郁冲，则为腹痛，羊肉暖补肝脾之温气，以消凝郁也。治胁痛里急者，以厥阴之经，自少腹而走两胁，肝脾阳虚，乙木不达，郁迫而生痛急，羊肉温补肝脾之阳气，以缓迫切也。治产后腹中疼痛者，产后血亡，温气脱泄，乙木枯槁，郁克己土，故腹中疼痛，羊肉补厥阴之温气，以达枯木也。治虚劳不足者，以虚劳不足，无不由脾肝之阳虚，羊肉补肝脾之阳气，以助生机也。

羊肉淳浓温厚，暖肝脾而助生长，缓迫急而止疼痛，大补温气之剂也。其诸主治，止带下，断崩中，疗反胃，治肠滑，暖脾胃，起劳伤，消脚气，生乳汁，补产后诸虚。

黄酒

味苦、辛，性温，入足厥阴肝、足少阳胆经。行经络而通痹塞，温血脉而散凝瘀，善解凝郁，最益肝胆。

金匮鳖甲煎丸（方在鳖甲），治久疟结为癥瘕。红蓝花酒（方在红蓝花），治妇人诸风，腹中血气刺痛，并用之，以其通经而行血也。伤寒炙甘草汤（方在甘草）、当归四逆加吴茱萸生姜汤（方在茱萸）、金匮肾气丸（方在地黄）、赤丸（方在乌头）、薯蓣丸（方在薯蓣）、大黄䗪虫丸（方在大黄）、小建中汤（方在胶饴）、当归芍药散（方在当归、白术散（方在白术）、下瘀血汤（方在大黄）、土瓜根散（方在土瓜根）、诸方皆用之，取其温行药力，引达经络也。

黄酒辛温升发，温血脉而消寒涩，阳虚火败，营卫冷滞者宜之。尤宜女子，故胎产诸方，多用黄酒。

苦酒

味酸、苦，性涩，入足厥阴肝经。理咽喉而消肿痛，泻风木而破凝郁。

伤寒苦酒汤 鸡子一枚，去黄，半夏十四枚，苦酒浸。内鸡子壳中，火上三沸，去滓，少少含咽之。不瘥，更作。治少阴病，咽中生疮，声不出者。以少阴之经，癸水与丁火同宫，彼此交济，病则水下流而生寒，火上炎而生热。手少阴之经挟咽，是以生疮。金被火刑，故声不出。苦酒破瘀而消肿，半夏降逆而驱浊，鸡子白清肺而发声也。

猪胆汁方（方在猪胆），用之治津亡便硬，以其敛津液而润燥也。乌梅丸（方在乌梅），用之治消渴吐蛔，以其敛风木而泻肝也。金匮芪芍桂酒汤（方在黄芪），用之治黄汗身肿，以其行营瘀而泻热也。

苦酒酸苦收涩，善泻乙木而敛风燥，破瘀结而消肿痛。其诸主治，破瘀血，化癥瘕，除痰涎，消痈肿，止心痛，平口疮，敷舌肿，涂鼻齇。

川芎

味辛，微温，入足厥阴肝经。行经脉之闭涩，达风木之抑郁，止痛切而断泄利，散滞气而破瘀血。

金匮白术散（方在白术） 用之养妊娠胎气，心中痛者，倍加川芎。

当归芍药散（方在当归） 用之治妊娠腹中疼痛。

胶艾汤（方在阿胶） 用之治妊娠胞阻，漏血腹痛。

奔豚汤（方在李根白皮） 用之治奔豚，气冲腹痛，以风木郁冲，则气阻而痛作，川芎疏木而达郁，散滞气而止疼痛也。

温经汤（方在茱萸） 用之治妇人带下，瘀血在腹，腹满里急，下利不止，以其风木郁陷，则血瘀而利生，川芎疏木达郁，破瘀血而止泄利也。

酸枣仁汤（方在酸枣），用之治虚劳虚烦不眠。薯蓣丸（方在薯蓣），用之治虚劳，风气百疾。当归散（方在当归），用之治妇人妊娠诸病，皆以其疏木而达郁也。

川芎辛烈升发，善达肝郁，行结滞而破瘀涩，止疼痛而收疏泄，肝气郁陷者宜之。其诸主治，痈疽发背、瘰疬瘿瘤、痔漏疥疬诸疮皆医，口鼻、牙齿、便溺诸血皆止。

牡丹皮

味苦、辛，微寒，入足厥阴肝经。达木郁而清风，行瘀血而泻热，排痈疽之脓血，化脏腑之癥瘕。

金匮肾气丸（方在地黄） 用之治消渴，小便反多。以肝木藏血而性疏泄，木郁血凝，不能疏泄水道，风生而燥盛，故上为消渴而下为淋涩。及其积郁怒发，一泄而不藏，则膀胱失约而小便不禁。丹皮行血清风，调通塞之宜也。

鳖甲煎丸（方在鳖甲），用之治久疟而为癥瘕。桂枝茯苓丸（方在桂枝），用之治妊娠宿有癥病。温经汤（方在茱萸），用之治带下，瘀血在腹。大黄牡丹皮汤（方在大黄），用之治肠痈脓成，其脉洪数，以其消癥瘀而排脓血也。

牡丹皮辛凉疏利，善化凝血而破宿癥，泻郁热而清风燥。缘血统于肝，肝木遏陷，血脉不行，以致瘀涩，而生风热，血行瘀散，则木达风清，肝热自退也。其诸主治，通经脉，下胞胎，清血热，凉骨蒸，止吐衄，断淋沥，安扑损，续折伤，除癞风，消偏坠。

桃仁

味甘、苦、辛，入足厥阴肝经。通经而行瘀涩，破血而化癥瘕。

伤寒桃核承气汤　桃仁五十枚，甘草、桂枝、芒硝各一两，大黄四两。治太阳伤寒，热结膀胱，其人如狂，外证已解，但小腹急结者。太阳为膀胱之经，膀胱为太阳之腑，太阳表证不解，经热内传，结于膀胱之腑，血室瘀蒸，其人如狂，是宜攻下。若外证未解，不可遽下，俟其表热汗散，但只小腹急结者，乃用下法。甘草补其中气，桂枝、桃仁，行经脉而破凝瘀，芒硝、大黄，泻郁热而下积血也。

抵当汤（方在大黄），用之治血结膀胱，少腹硬满。金匮鳖甲煎丸（方在鳖甲），用之治久疟不愈，结为癥瘕。大黄䗪虫丸（方在大黄），用之治虚劳腹满，内有干血。桂枝茯苓丸（方在桂枝），用之治宿有癥病，胎动下血。下瘀血汤（方在大黄），用之治产妇腹痛，中有瘀血。大黄牡丹皮汤（方在大黄），用之治肠痈脓成，其脉洪数，以其破癥瘀而行脓血也。

桃仁辛苦滑利，通经行血，善润结燥而破癥瘀。其诸主治，止咳逆，平喘息，断崩漏，杀虫蛊，疗心痛，医腹痛，通经闭，润便燥，消心下坚积，止阴中肿痒，缩小儿癞疝，扫男子牙血。

泡，去皮尖。

土瓜根

味苦,微寒,入足厥阴肝经。调经脉而破瘀涩,润肠燥而清阴癞。

金匮土瓜根散 土瓜根、䗪虫、桂枝、芍药等份。为散,酒服方寸匕,日进三服。治女子经水不利,一月再见,少腹满痛者。以肝主藏血而性疏泄,木郁不能疏泄,血脉凝涩,故经水不利。木郁风动,而愈欲疏泄,故一月再见。风木遏陷,郁塞冲突,故少腹满痛。从此郁盛而不泄,则病经闭,泄多而失藏,则病血崩。桂枝、芍药,疏木而清风,土瓜根、䗪虫,破瘀而行血也。又治阴门癞肿者,以其行血而达木也肝气郁陷,则病癞肿。又,导大便结硬者,以其泻热而润燥也。阳明伤寒,自汗出,小便利,津液内竭,而便硬者,当须自欲大便,蜜煎导而通之,土瓜根、猪胆汁皆可为导。《肘后方》:土瓜根汁,入少水,内筒,吹入肛门内,取通。

土瓜根苦寒滑利,善行经脉,破瘀行血,化癖消癥。其诸主治,通经闭,下乳汁,消瘰疬,散痈肿,排脓血,利小便,滑大肠,疗黄疸,坠胎孕。

萹蓄

味酸,微凉,入足厥阴肝经。行血通经,消瘀化凝。

金匮王不留行散(方在王不留行) 用之治病金疮,以其行血而消瘀也。

萹蓄辛凉清利,善行凝瘀,而通血脉。其诸主治,疗水肿,逐湿痹,下癥块,破瘀血,洗隐疹风瘙,敷脚膝肿痛。

七月七日采细叶，阴干百日用。

干漆

味辛，入足厥阴肝经。专通经脉，善破瘕癥。

金匮大黄䗪虫丸（方在大黄）　用之治虚劳腹满，内有干血，以其化坚癥而破干血也。

干漆辛烈之性，善破瘀血，其力甚捷。而尤杀诸虫，肝气遏抑，血瘀虫化者宜之。

炒枯存性，研细。

红蓝花

味辛，入足厥阴肝经。专行血瘀，最止腹痛。

金匮红蓝花酒　红蓝花一两，酒一升。煎减半，分服。治妇人诸风，腹中血气刺痛。肝主藏血，木郁风动，肝血枯燥，郁克己土，则生疼痛。红蓝花行血而破瘀，黄酒温经而散滞也。

红蓝花活血行瘀，润燥止痛，最能疏木而清风。其诸主治，通经脉，消胕肿，下胎衣，开喉闭，苏血晕，吹聍耳。

败酱

味苦，微寒，入足厥阴肝经。善破瘀血，最排痈脓。

金匮薏苡附子败酱散（方在薏苡）　用之治肠痈脉数，以其排积脓而行瘀血也。

败酱苦寒通利，善破瘀血而消痈肿，排脓秽而化癥瘕。其诸主治，止心痛，疗腹疼，住吐衄，破癥瘕，催生产，落胎孕，收带下，平疥癣，除翳膜，去胬肉。败酱即苦菜也。

鳖甲

味咸，气腥，入足厥阴肝、足少阳胆经。破癥瘕而消凝瘀，调痈疽而排脓血。

金匮鳖甲煎丸 鳖甲十二分，柴胡六分，黄芩三分，人参一分，半夏一分，桂枝三分，芍药五分，阿胶三分，干姜三分，大黄三分，厚朴三分，葶苈一分，石韦三分，瞿麦二分，赤硝十二分，桃仁二分，丹皮五分，乌扇三分，紫葳三分，蜣螂六分，鼠妇三分，蜂窠四分，䗪虫五分。为末，煅灶下灰一斗，清酒一斛五斗，浸灰，候酒尽一半，入鳖甲，煎化，取汁，入诸药中，煎为丸，梧桐子大，空心服七丸，日进三服。治病疟一月不瘥，结为癥瘕。以寒湿之邪，客于厥阴少阳之界，阴阳交争，寒热循环，本是小柴胡加桂姜证，久而不解，经气痞塞，结于胁下，而为癥瘕，名曰疟母。此疟邪埋根，不可不急治之也。鳖甲行厥阴而消癥瘕，半夏降阳明而松痞结，柴胡、黄芩，清泻少阳之表热，人参、干姜，温补太阴之里寒，此小柴胡之法也；桂枝、胶、芍，疏肝而润风燥，此桂枝之法也；大黄、厚朴，泻胃而清郁烦，此承气之法也；葶苈、石韦、瞿麦、赤硝，利水而泄湿，丹皮、桃仁、乌扇、紫葳、蜣螂、鼠妇、蜂窠、䗪虫，破瘀而消癥也。

升麻鳖甲汤（方在升麻） 用之治阳毒、阴毒，以其排脓秽而行血瘀也。

鳖甲化瘀凝，消癥瘕而排脓血。其诸主治，下奔豚，平肠痈，疗沙淋，治经漏，调腰痛，敷唇裂，收口疮不敛，消阴头肿痛。

醋炙焦，研细用。

紫葳

味酸，微寒，入足厥阴肝经。专行瘀血，善消癥块。

金匮鳖甲煎丸（方在鳖甲） 用之治病疟日久，结为癥瘕，以其行瘀而化癖也。

紫葳酸寒通利，破瘀消癥。其诸主治，通经脉，止淋沥，除崩中，收带下，平酒齇，灭风刺，治癫风，疗阴疮。紫葳即凌霄花。

䗪虫

味咸，微寒，入足厥阴肝经。善化瘀血，最补损伤。

金匮鳖甲煎丸（方在鳖甲），用之治病疟日久，结为癥瘕。大黄䗪虫丸（方在大黄），用之治虚劳腹满，内有干血。下瘀血汤（方在大黄），用之治产后腹痛，内有瘀血。土瓜根散（方在土瓜根），用之治经水不利，少腹满痛，以其消癥而破瘀也。

䗪虫咸寒疏利，专破癥瘀，兼补伤损。其诸主治，疗折伤，续筋骨。

炒枯存性，研细用。

蜣螂

味咸，微寒，入足厥阴肝经。善破癥瘕，能开燥结。

金匮鳖甲煎丸（方在鳖甲） 用之治病疟日久，结为癥瘕，以其破癥而开结也。

炒枯存性，研细用。

鼠妇

味酸，微寒，入足厥阴肝经。善通经脉，能化癥瘕。

金匮鳖甲煎丸（方在鳖甲）　用之治病疟日久，结为癥瘕，以其破血而消坚也。

炒枯存性，研细用。鼠妇，湿生虫，在砖石下，形如蠹鱼。

蜂窠

味咸，入足厥阴肝经。能化结硬，善破坚积。

金匮鳖甲煎丸（方在鳖甲）　用之治病疟日久，结为癥瘕，以其消结而破坚也。

炒枯存性，研细用。

䗪虫

味甘，微寒，入足厥阴肝经。善破瘀血，能化宿癥。

金匮抵当汤（方在大黄），用之治血结膀胱，少腹硬满。大黄䗪虫丸（方在大黄），用之治虚劳腹满，内有干血，以其破瘀而消癥也。

䗪虫苦寒，专破浮结之血，最堕胎孕。

炒枯，去翅足，研细用。

水蛭

味咸、苦，微寒，入足厥阴肝经。善破积血，能化坚癥。

金匮抵当汤（方在大黄），用之治血结膀胱，少腹硬满。大黄䗪虫丸（方在大黄），用之治虚劳腹满，内有干血，以其破坚而化积也。

水蛭咸寒，善下沉积之血，最堕胎孕。

炒枯存性，研细用。

蛴螬

味咸，微寒，入足厥阴肝经。能化瘀血，最消癥块。

金匮大黄䗪虫丸（方在大黄）　用之治虚劳腹满，内有干血，以其破瘀而化积也。

炒枯存性，研细用。

蜘蛛

味苦，微寒，入足厥阴肝经。能消偏坠，善治狐疝。

金匮蜘蛛散　蜘蛛十四枚，桂枝半两。为散，取八分匙，饮和，日再服。治狐疝，偏坠有大小，时时上下。以水寒木陷，气郁为肿，出入无常，状如妖狐。蜘蛛破瘀而消肿，桂枝疏木而升陷也。

炒枯存性，研细用。

雄黄

味苦，入足厥阴肝经。燥湿行瘀，医疮杀虫。

金匮雄黄散　雄黄，为末，筒瓦二枚合之，烧熏肛门。治狐惑蚀于肛者。以土湿木陷，郁而生热，化生虫䘌，蚀于肛门。雄黄杀虫而医疮也。

升麻鳖甲汤（方在升麻）　用之治阳毒、阴毒，以其消毒而散瘀也。

雄黄燥湿杀虫，善治诸疮。其诸主治，消肿痛，治疮疡，化瘀血，破癥块，止泄痢，续折伤，避邪魔，驱虫蛇。

铅丹

味辛，入足少阳胆、足厥阴肝经。降摄神魂，镇安惊悸。

伤寒柴胡加龙骨牡蛎汤（方在龙骨） 用之治少阳伤寒，胸满烦惊，以其降逆而敛魂也。

铅丹沉重降敛，宁神魂而安惊悸。其诸主治，疗疮疡，去翳膜。

铅粉

味辛，入足厥阴肝经。善止泄利，能杀蛔虫。

伤寒猪肤汤（方在猪肤），用之治少阴病，下利咽痛，以其止利而医疮也。甘草粉蜜汤（方在甘草），用之治蛔虫，吐涎心痛，以其燥湿而杀虫也。

铅粉燥涩之性，能杀虫蛋而止滑溏。其诸主治，止诸血，疗诸疮，续折伤，染须发。

卷 三

昌邑黄元御坤载著

黄芪

味甘，气平，入足阳明胃、手太阴肺经。入肺胃而补气，走经络而益营，医黄汗血痹之证，疗皮水风湿之疾，历节肿痛最效，虚劳里急更良，善达皮腠，专通肌表。

金匮黄芪芍药桂酒汤　黄芪五两，芍药三两，桂枝三两，苦酒一升。治黄汗身肿，发热汗出而渴，汗沾衣，色黄如柏汁，脉自沉者。以汗出入水，水从窍入，淫泆于经络之间，阻其卫气，壅而为肿。卫气不行，遏其营血，郁而为热。脾为己土，肌肉司焉，水气浸淫，肌肉滋湿，营行经络之中，遏于湿土之内，郁热熏蒸，化而为黄。营秉肝气，而肝司五色，入脾为黄，营热蒸发，卫不能闭，则开其皮毛，泄为黄汗，缘营血闭遏，而木郁风动，行其疏泄之令也。风热消烁，津液耗伤，是以发渴。木气遏陷，不得升达，是以脉沉。黄芪走皮毛而行卫郁，桂枝走经络而达营郁，芍药、苦酒，泻营热而清风木也。

桂枝加黄芪汤 桂枝三两，芍药三两，甘草二两，大枣十二枚，生姜三两，黄芪二两。治黄汗，两胫自冷，腰髋弛痛，如有物在皮中，身疼重，烦躁，腰以上汗出，小便不利。以水在经络，下注关节，外阻卫阳而内遏营阴，营遏木陷，温气沦郁，内热不宣，故两胫自冷。风木郁勃，经络鼓荡，故腰髋弛痛，如有物在皮中。湿淫外束，故疼重烦躁。木陷而郁于湿土，故小便不利。风升而开其孔窍，故腰以上汗出。水谷未消，中气满胀，营愈郁而热愈发，故食已则汗。暮而卫气入阴，为营气所阻，不得内敛，故外泄皮毛，而为盗汗。营热郁隆，不为汗减，热蒸血败，不能外华皮腠，久而肌肤枯涩，必至甲错。血肉腐溃，必生恶疮。甘、枣、生姜，补宣中气，芍药泻营热而清风木，桂枝达营气之郁，黄芪行卫气之郁，助以热粥，而发微汗，经热自随汗泄也。

黄芪桂枝五物汤 黄芪三两，桂枝三两，芍药三两，生姜六两，大枣十二枚。治血痹，身体不仁，状如风痹，脉尺寸关上俱微，尺中小紧。以疲劳汗出，气蒸血沸之时，安卧而被微风，皮毛束闭，营血凝涩，卫气郁遏，渐生麻痹。营卫阻梗，不能煦濡肌肉，久而枯槁无知，遂以不仁。营卫不行，经络无气，故尺寸关上俱微。营遏木陷，郁动水内，而不能上达，故尺中小紧。大枣、芍药，滋营血而清风木，姜、桂、黄芪，宣营卫而行瘀涩，倍生姜者，通经而开痹也。

肝脾左旋，癸水温升而化血，肺胃右转，丁火清降而化气。血司于肝，其在经络则曰营，气司于肺，其在经络则曰卫。营行脉中，为卫之根，卫行脉外，为营之叶。营卫周行，一日五十度，阴阳相贯，如环无端。其流溢之气，内溉脏腑，外濡腠理。营卫者，气血之精华者也。二十二难：脉有是动，有所生病，是动者，气也，所生病者，血也。气主煦之，血主濡之，气留而不行者，气先病也，血滞而不濡者，血后病也。血阴而气阳，阴静而阳动，阴则内守，阳则外散，静则不辟，动则不阖，而卫反降敛，以其清凉而含阴魄，营反温升，以其温暖而抱阳魂也。卫本动也，有阴以阖之，则动者化而为降敛，营本静也，有阳以辟之，则静者变而为升发。然则血之温暖，气煦之也，营之流行，卫运之也，是以气有所动，则血病生焉。气冷而后血寒，卫梗而后营瘀，欲调血病，必益血中之温气，欲调营病，必理营外之卫阳。卫气者，逆则不敛，陷则不发，郁则不运，阻则不通，是营血受病之原也。黄芪清虚和畅，专走经络，而益卫气。逆者敛之，陷者发之，郁者运之，阻者通之，是燮理卫气之要药，亦即调和营血之上品。辅以姜、桂、芍药之类，奏功甚捷，余药不及也。

五行之气，凉则收而寒则藏，气之清凉而收敛者，秉金气也。黄芪入肺胃而益卫气，佐以辛温则能发，辅以酸凉则善敛，故能发表而出汗，亦能敛表而止汗。小儿痘病，卫为营闭，不得外泄。卫旺则发，卫衰则陷，陷而不发者，最宜参芪，助卫阳以发之。凡一切疮疡，总忌内陷，悉宜黄芪。

蜜炙用。生用微凉，清表敛汗宜之。

薯蓣

味甘，气平，入足阳明胃、手太阴肺经。养戊土而行降摄，补辛金而司收敛，善息风燥，专止疏泄。

金匮薯蓣丸　薯蓣三十分，麦冬六分，桔梗五分，杏仁六分，当归十分，阿胶七分，干地黄十分，芍药六分，川芎六分，桂枝十分，大枣百枚为膏，人参七分，茯苓五分，白术六分，甘草二十分，神曲十分，干姜三分，柴胡五分，白蔹二分，豆黄卷十分，防风六分。蜜丸，弹子大，空腹酒服一丸。治虚劳诸不足，风气百疾。以虚劳之病，率在厥阴风木一经，厥阴风木，泄而不敛，百病皆生。肺主降敛，薯蓣敛肺而保精，麦冬清金而宁神，桔梗、杏仁，破壅而降逆，此所以助辛金之收敛也，肝主升发，归、胶，滋肝而养血，地、芍，润木而清风，川芎、桂枝，疏郁而升陷，此所以辅乙木之升发也，升降金木，职在中气，大枣补己土之精，人参补戊土之气，苓、术、甘草，培土而泻湿，神曲、干姜，消滞而驱寒，此所以理中而运升降之枢也，贼伤中气，是惟木邪，柴胡、白蔹，泻火而疏甲木，黄卷、防风，燥湿而达乙木，木静而风息，则虚劳百病瘳矣。

　　阴阳之要，阳密乃固，阴平阳秘，精神乃治，阴阳离决，精气乃绝。《素问》语。四时之气，木火司乎生长，金水司乎收藏，人于秋冬之时，而行收藏之政，宝涩精神，以秘阳根，是谓圣人。下此于蛰藏之期，偏多损失，坎阳不密，木郁风生，木火行疏泄之令，金水无封闭之权，于是惊悸、吐衄、崩带、淋遗之病，种种皆起。是以虚劳之证非一，无不成于乙木之不谧，始于辛金之失敛，究之总缘于土败。盖坎中之阳，诸阳之根，坎阳走泄，久而癸水寒增，己土湿旺，脾不能升而胃不能降，此木陷金逆所由来也。法当温燥中脘，左达乙木而右敛辛金。薯蓣之性，善入肺胃而敛精神，辅以调养土木之品，实虚劳百病之良药也。

五味子

　　味酸、微苦、咸，气涩，入手太阴肺经。敛辛金而止咳，收庚金而住泄，善收脱陷，最下冲逆。

伤寒小青龙汤（方在麻黄）　治太阳伤寒，心下有水气，干呕，发热而咳，用五味、干姜、细辛，敛肺降逆，以止咳嗽。

小柴胡汤（方在柴胡），治少阳伤寒。若咳者，去人参、大枣、生姜，加五味、干姜。真武汤（方在茯苓），治少阴病，内有水气，腹痛下利。若咳者，加五味半升，细辛、干姜各一两。四逆散（方在甘草），治少阴病四逆，咳者，加五味、干姜各五分，并主下利。金匮厚朴麻黄汤（方在厚朴），射干麻黄汤（方在射干），并用之，以治咳嗽。小青龙汤，治痰饮咳逆，饮去咳止，气从少腹上冲胸咽者，以桂苓五味甘草汤治其气冲，咳嗽冲逆者，辛金之不敛也，泄利滑溏者，庚金之不敛也。

五味酸收涩固，善敛金气，降辛金之上冲而止咳逆，升庚金之下脱而止滑泄，一物而三善备焉。金收则水藏，水藏则阳秘，阳秘则上清而下温，精固而神宁，是亦虚劳之要药也。

诃黎勒

味酸、微苦，气涩，入手阳明大肠、手太阴肺经。收庚金而住泄，敛辛金而止咳，破壅满而下冲逆，疏郁塞而收脱陷。

金匮诃黎勒散　诃黎勒十枚。为散，粥饮和，顿服。治气利，以肝脾郁陷，二气凝塞，木郁风动，疏泄失藏，而为下利。利则气阻而痛涩，是为气利。诃黎勒行结滞而收滑脱也。

肠陷而为利者，清气滞塞而不收也，肺逆而为咳者，浊气壅塞而不敛也。诃黎勒苦善泻而酸善收，苦以破其壅滞，使上无所格而下无所碍，酸以益其收敛，使逆者自降而陷者自升，是以咳利俱止也。其治胸满心痛，气喘痰阻者，皆破壅降逆之力，其治崩中带下，便血堕胎者，皆疏郁升陷之功也。

白前

味甘、辛，入手太阴肺经。降冲逆而止嗽，破壅塞而清痰。

金匮泽漆汤（方在泽漆） 用之治脉沉之咳，是缘水气之里冲，非由风邪之外闭，泽漆治其水气，白前降冲逆而驱痰饮也。

白前善降胸胁逆气，心肺凝痰，嗽喘冲阻，呼吸壅塞之证，得之清道立通，浊瘀悉下。宜于补中之剂并用乃效。

细辛

味辛，温，入手太阴肺、足少阴肾经。降冲逆而止咳，驱寒湿而荡浊，最清气道，兼通水源。

伤寒小青龙汤（方在麻黄），治太阳伤寒，心下有水气，干呕，发热而咳，用细辛、干姜、五味，降逆敛肺，以止咳嗽。《金匮》以治痰饮，咳逆倚息，饮去咳止，气从少腹上冲胸咽，用桂苓五味甘草，治其气冲。冲气既低，而反更咳胸满者，用桂苓五味甘草去桂加干姜细辛（方在干姜），治其咳满。伤寒真武汤（方在茯苓）治少阴病，内有水气，腹痛下利，若咳者，加五味半升，细辛、干姜各一两，是皆小青龙之法也。

金匮厚朴麻黄汤（方在厚朴），射干麻黄汤（方在射干）。皆用之，以治咳而下寒者。

麻黄附子细辛汤（方在麻黄），麻辛附子汤（方在桂枝），大黄附子汤（方在大黄），赤丸（方在乌头），乌梅丸（方在乌梅）。皆用之，以治寒气之冲逆也。

防己黄芪汤（方在防己） 治风湿脉浮身重，气冲者，加桂枝三分，下有陈寒者，加细辛三分。风木冲逆，则用桂枝，寒水冲逆，则用细辛，此治冲逆之良法也。

肺以下行为顺，上行则逆，逆则气道壅阻，而生咳嗽。咳嗽之证，由于肺金不降，收气失政，刑于相火。其间非无上热，而其所以不降者，全因土湿而胃逆。戊土既湿，癸水必寒，水寒土湿，中气不运，此肺金咳逆之原也。

当火炎肺热之时，而推其原本，非缘寒气冲逆，则由土湿堙塞，因而水饮停瘀者，十居七八。然则上热者，咳嗽之标，水饮湿寒者，咳嗽之本也。

外感之咳，人知风寒伤其皮毛，而不知水饮湿寒实伤其腑脏。盖浊阴充塞，中气不运，肺金下达之路既梗，而孔窍又阖，里气愈阻，肺无泄窍，是以宗气壅迫，冲逆而为咳。若使里气豁通，则皮肤虽闭，而内降有路，不至于此也。

细辛温燥开通，利肺胃之壅阻，驱水饮而逐湿寒，润大肠而行小便，善降冲逆，专止咳嗽。其诸主治，收眼泪，利鼻壅，去口臭，除齿痛，通经脉，皆其行郁破结，下冲降逆之力也。

射干

味苦，微寒，入手太阴肺经。利咽喉而开闭塞，下冲逆而止咳嗽，最清胸膈，善扫瘀浊。

金匮射干麻黄汤 射干十二枚，紫菀三两，款冬三两，五味半升，细辛三两，半夏半升，生姜四两，大枣七枚，麻黄四两。治咳而上气，喉中如水鸡声。以风寒外闭，皮毛不泄，肺气郁迫，逆而上行，喉窍窄狭，泄之不及，以致呼吸闭塞，声如水鸡。射干、紫菀、款冬、五味、细辛、生姜、半夏，下冲逆而破壅塞，大枣补其里，麻黄泻其表也。

气通于肺，内司呼吸而外主皮毛，皮毛虽闭，而内有下行之路，不至堵塞如是。是其平日土湿胃逆，浊气升隔，肺之降路不甚清通，一被外感，皮毛束闭，里气愈阻，内不能降而外不能泄，是以逆行而上冲，塞于咽喉，此即伤风齁喘之证。当饮食未消之际，水谷郁遏，中气胀满，故呼吸闭塞，迫急非常也。不降里阴，则胸膈莫容，不泄表寒，则经络终郁，射干降逆开结，善利肺气，麻黄外散其风寒，使经络松畅，则里气不迫，射干内降其冲逆，使咽喉清虚，则表气不壅，表邪外解而里阴下达，停痰宿水，积湿凝寒，皆从水道注泄而下，根株斩灭矣。

其诸主治，通喉痹，开胸满，止咽痛，平腹胀，泻肺火，润肠燥，行积痰，化瘀血，下经闭，消结核，破症瘕，除疟母。鳖甲煎丸（方在鳖甲），用之以治疟母，乌扇即射干也。下冲破结，是其长也。

紫菀

味苦、辛，入手太阴肺经。降气逆而止咳，平息贲而止喘。

金匮射干麻黄汤（方在射干）用之治咳而上气，以其清肺而降逆也。

紫菀清金润肺，止咳定喘，而兼善敛血。劳嗽吐血之证，因于肺逆而不敛，肺气清降，则血自敛矣。其诸主治，开喉痹，通小便，定喘促，破息贲，止吐血，住便血，疗肺痈，行脓血，皆清金降逆之力也。

款冬花

味辛，气温，入手太阴肺经。降冲逆而止嗽喘，开痹塞而利咽喉。

金匮射干麻黄汤（方在射干）　用之治咳而上气，喉中如水鸡声，以其开痹而止喘也。

款冬降逆破壅，宁嗽止喘，疏利咽喉，洗涤心肺，而兼长润燥。肺逆则气滞而津凝，故生烦躁，肺气清降，浊瘀荡扫，津液化生，烦躁自止。其诸主治，除肺痈脓血，去痰涕胶黏，开咽喉喘阻，润胸膈烦躁，皆去浊还清之力也。

杏仁

味甘、苦，入手太阴肺经。降冲逆而开痹塞，泻壅阻而平喘嗽，消皮腠之浮肿，润肺肠之枯燥，最利胸膈，兼通经络。

金匮茯苓杏仁甘草汤　茯苓三两，杏仁五十个，甘草一两。治胸中痹塞，短气。以土湿胃逆，浊气冲塞，肺无降路，是以短气。茯苓泻湿而消满，杏仁破壅而降逆，甘草补中而培土也。薯蓣丸（方在薯蓣）、文蛤汤（方在文蛤）、厚朴麻黄汤（方在厚朴）。皆用之，以降逆也。

伤寒麻黄汤（方在麻黄），治太阳伤寒，恶风，无汗而喘者。麻杏甘石汤（方在麻黄），治太阳伤寒，汗下后，汗出而喘者。桂枝加厚朴杏子汤（方在厚朴），治太阳中风，下后表未解而微喘者。小青龙汤（方在麻黄），治太阳伤寒，心下有水气。若喘者，去麻黄，加杏仁半升，皆用之以治喘也。

苓甘五味姜辛半夏加杏仁汤　茯苓四两，甘草三两，五味半升，干姜三两，细辛三两，半夏半升，杏仁半升。治支饮呕冒，饮去呕止，其人形肿者，以经气壅滞则为肿，杏仁利气而消滞也。麻杏薏甘汤（方在麻黄），用之以泻表气之滞。矾石丸（方在矾石），大陷胸丸（方在大黄），用之以泻里气之滞也。麻仁丸（方在麻仁），大黄䗪虫丸（方在大黄），用之以润燥也。

肺主藏气，降于胸膈而行于经络，气逆则胸膈闭阻，而生喘咳。脏病而不能降，因以痞塞，经病而不能行，于是肿痛。杏仁疏利开通，破壅降逆，善于开痹而止喘，消肿而润燥，调理气分之郁，无以易此。其诸主治，治咳逆，疗失音，止咯血，断血崩，杀虫䗪，除䘌刺，开耳聋，去目翳，平胬肉，消停食，润大肠，通小便，种种功效，缘其降浊消郁之能事也。

薤白

味辛，气温，入手太阴肺、手阳明大肠经。开胸痹而降逆，除后重而升陷，最消痞痛，善止滑泄。

金匮栝楼薤白白酒汤、栝楼薤白半夏汤（二方在栝楼），枳实薤白桂枝汤（方在枳实），并用之，治胸痹心痛，以其破壅而降逆也。

伤寒四逆散（方在甘草）　治少阴病，四逆。泄利下重者，加薤白三升，以其行滞而升陷也。

肺病则逆，浊气不降，故胸膈痹塞，肠病则陷，清气不升，故肛门重坠。薤白辛温通畅，善散壅滞，辛金不至上壅，故痹者下达而变冲和，庚金不至下滞，故重者上达而化轻清。其诸主治，断泄痢，除带下，安胎妊，散疮疡，疗金疮，下骨鲠，止气痛，消咽肿，缘其条达凝郁故也。

桔梗

味苦、辛，入手太阴肺经。散结滞而消肿硬，化凝郁而排脓血，疗咽痛如神，治肺痈至妙，善下冲逆，最开壅塞。

伤寒桔梗汤 桔梗二两，甘草二两。治少阴病，咽痛者。以少阴肾脉，循喉咙而挟舌本，少阴心脉，挟咽而系目系，少阴病则癸水上冲，丁火不降，郁热抟结，而生咽痛。桔梗开冲塞而利咽喉，生甘草泻郁热而缓迫急也。通脉四逆汤（方在甘草），治少阴病，下利脉微。咽痛者，去芍药，加桔梗一两，亦此法也。《金匮》以治肺痈，咳而胸满，振寒脉数，咽干不渴，时出浊唾腥臭，久而吐脓如米粥者。以肺气壅塞，湿热淫蒸，浊瘀腐败，化而为脓。桔梗破壅塞而行腐败，生甘草泻郁热而清肺金也。

二白散 桔梗三分，贝母三分，巴豆一分。为散，白饮和服。治太阳中风，寒实结胸。以经病未解，而水土湿寒，乃以冷水噀灌，愈闭其表，寒湿郁动，逆冲清道，与膈上之阳，两相隔拒，寒热逼迫，痞结不开。桔梗、贝母，清降其虚热，巴豆温下其湿寒，结散郁开，腐败难容，在上则涌吐而出，在下则泄利而去矣。《外台》以治肺痈者，排决脓瘀，令其吐泄而下，肺腑清空，正气续复，不使养痈以贻祸也。

金匮排脓汤 桔梗三两，甘草二两，大枣十枚，生姜二两。以疮疽脓硬，必当排而行之，使肿消而脓化。而死肌腐化，全赖中气。

甘、枣，培补脾精，生姜和中而行气，桔梗消结而化脓也。

排脓散 桔梗二分，芍药六分，枳实十六枚。为散，鸡子黄一枚，以散数钱揉均，饮和服之，日一服。以疮疽脓成，必当排而决之，使腐去而新生。而脓瘀既泻，营血必伤。桔梗行其凝瘀，枳实逐其腐败，芍药清肝风而凉营，鸡子黄补脾精而养血也。

薯蓣丸（方在薯蓣）、竹叶汤（方在竹叶），并用之，以降肺气之逆也。

桔梗苦泻辛通，疏利排决，长于降逆而开结，消瘀而化凝，故能清咽喉而止肿痛，疗疮疽而排脓血。其诸主治，清头面，理目痛，通鼻塞，疗口疮，止气喘，平腹胀，调痢疾，破血瘀，皆降逆疏壅之力也。

橘皮

味辛、苦，入手太阴肺经。降浊阴而止呕哕，行滞气而泻郁满，善开胸膈，最扫痰涎。

金匮橘皮汤 橘皮四两、生姜八两。用以治干呕哕，而手足厥者。以胃土上逆，浊气熏冲，故生呕哕。中气埋郁，不能四达，故手足厥冷。橘皮破壅塞而扫瘀浊，生姜降冲逆而行凝滞也。

橘皮竹茹汤 橘皮一斤，竹茹二升，生姜半斤，甘草五两，人参一两，大枣三十枚。治哕逆者。以土衰胃逆，浊阴不降。甘、枣、人参，补中气以培土，橘、姜、竹茹，降浊阴而行滞也。

橘枳生姜汤 橘皮一斤，生姜半斤，枳实三两。治胸中痹塞，短气。以胃土逆升，浊气痞塞，肺无降路，是以短气。橘、姜，破壅塞而降浊阴，枳实泻痞满而扫瘀腐也。外台茯苓饮（方在茯苓），即于橘枳生姜汤加参、术、茯苓，以治痰饮，补泻并行，可谓妙矣。

橘皮辛散之性，疏利通畅，长于降浊止呕，行滞消痰，而和平条达，不至破气而损正，行郁理气之佳药也。其诸主治，疗吹奶，调乳痈，除痃疟，消癥瘕，行胶痰，磨宿谷，利小便，通大肠，理嘈杂，治淋痢，下鱼骨鲠，杀寸白虫，总缘善行滞气也。

皂荚

味辛、苦，涩，入手太阴肺经。降逆气而开壅塞，收痰涩而涤垢浊，善止喘咳，最通关窍。

金匮皂荚丸 皂荚六两。去皮，酥炙，蜜丸梧子大，枣膏和汤服三丸，日夜四服。治咳逆上气，时时唾浊，但坐不得眠。以肺胃逆升，浊气郁塞，涩沫胶黏，下无泄路，故时时上唾。身卧则气道愈阻，弥增壅闷，故但坐不得眠。皂荚开闭塞而洗痰涩，通气道而降冲逆也。

皂荚辛烈开冲，通关透窍，搜罗痰涩，洗荡瘀浊，化其黏联，胶热之性，失其根据，攀附之援，脏腑莫容，自然外去，虽吐败浊，实非涌吐之物也。其诸主治，开口噤，通喉痹，吐老痰，消恶疮，熏久利脱肛，平妇人吹乳，皆其通关行滞之效也。

白酒

味辛，气温，入手太阴肺经。开胸膈之痹塞，通经络之凝瘀。

金匮栝楼薤白白酒汤、栝楼薤白半夏汤（二方在栝楼），并用之，以治胸痹心痛，以其开瘀而消滞也。

酒性辛温宣达，黄者重浊而走血分，白者轻清而走气分，善开闭塞而行经络，暖寒滞而止痛楚，故能治胸痹。

今之烧酒，与此证甚宜，用以代之，效更捷也。

葱白

味辛，气温，入手太阴肺经。回脏腑之利泄，起经脉之芤减，发达皮毛，宣扬郁遏。

伤寒白通汤　葱白四茎，干姜一两，生附子一枚。治少阴病，下利。以寒水侮土，清气下陷，而为泄利。姜、附，温水土之寒，葱白升清气之陷也。

通脉四逆汤（方在甘草）　治少阴病，下利脉微，面色赤者，加葱九茎，以阳郁不能外达，故面赤，加葱白以宣阳气之郁也。

金匮旋覆花汤（方在旋覆花）　治妇人脉体芤减，用之以通经气之郁涩也。

葱白辛温发散，升陷达郁，行经发表，厥有功焉。其诸主治，下乳汁，散乳痈，消肿痛，止麻痹，疗下血，熨便癃，通淋涩，调泄利。

麻黄

味苦、辛，气温，入手太阴肺、足太阳膀胱经。入肺家而行气分，开毛孔而达皮部，善泻卫郁，专发寒邪，治风湿之身痛，疗寒湿之脚肿，风水可驱，溢饮能散，消咳逆肺胀，解惊悸心忡。

伤寒麻黄汤　麻黄三两，桂枝二两，甘草一两，杏仁七十枚。治太阳伤寒，头痛恶寒，无汗而喘。以卫性敛闭，营性发扬，寒伤营血，闭其皮毛，是以无汗。肺气壅遏，是以发喘。寒愈闭而营愈发，裹束卫气，不得外达，是以恶寒。甘草保其中气，桂枝发其营郁，麻黄泻其卫闭，杏仁利其肺气，降逆而止喘也。

大青龙汤　麻黄六两，桂枝二两，杏仁五十枚，甘草二两，生姜三两，大枣十二枚，石膏如鸡子大。治太阳中风，脉紧身痛，发热恶寒，烦躁无汗。以风中卫气，卫敛而风不能泄，是以无汗。遏闭营血，内热郁隆，是以烦躁。病虽中风，而证同伤寒，桂枝不能发矣。甘、枣，补其脾精，桂枝发其营郁，麻黄泻其卫闭，杏、姜，利肺壅而降逆气，石膏清肺热而除烦躁也。

小青龙汤　麻黄三两，桂枝三两，芍药三两，甘草二两，半夏三两，五味半升细辛三两，干姜三两。治太阳伤寒，心下有水气，干呕，发热而咳。以水饮中阻，肺胃不降，浊气逆冲，故作呕咳。甘草培其土气，麻、桂，发其营卫，芍药清其经热，半夏降胃逆而止呕，五味、细辛、干姜，降肺逆而止咳也。《金匮》以治痰饮，咳逆倚息者，使水饮化气，而随汗泄，降以五味、姜、辛，咳逆自平也。又以大、小青龙，通治溢饮。以饮水流行，归于四肢，不能化汗而外泻，则水饮注积，遏阻卫气，以致身体疼重。麻黄发汗，泻其四末之集水也。

麻杏甘石汤　麻黄四两，杏仁五十枚，甘草二两，石膏半斤。治太阳伤寒，汗下后，汗出而喘，无大热者。以经热未达，表里郁蒸，故汗出而喘。麻黄泻卫，甘草保中，杏仁降其逆气，石膏清其郁热也。

麻黄附子细辛汤　麻黄二两，附子一枚，细辛二两。治少阴病，反发热，脉沉者。以少阴脉沉而身反发热，则里寒已作而表寒未退。麻黄发其表寒，附子驱其里寒，细辛降其阴邪也。

麻黄附子甘草汤 麻黄二两，附子一枚，甘草二两。治少阴病，得之二三日，无里证者。以脉见沉细，经是少阴，而里证未作，宜解表寒。麻黄轻发其表，附子重暖其里，甘草培其中气也。

麻黄升麻汤 麻黄二两半，升麻一两一分，葳蕤十八铢，石膏六铢，知母十八铢，当归一两一分，芍药六铢，黄芩十八铢，桂枝六铢，茯苓六铢，白术六铢，甘草六铢，干姜六铢，天冬六铢。治厥阴伤寒，大下后，咽喉不利，吐脓血，泄利不止者。以下后中气寒湿，相火上逆，刑辛金而为脓血，风木下陷，贼己土而为泄利。姜、甘、苓、术，温中燥土，知、膏、冬、葳，清肺热而生津，归、芍、苓、桂，滋肝燥而升陷，升麻理其咽喉，麻、杏，泻其皮毛也。

金匮麻杏薏甘汤 麻黄五钱，杏仁十枚，薏苡五钱，甘草一两。治风湿发热，身疼，日晡所剧。以汗出当风，闭其皮毛，汗热郁遏，淫溢窍隧，日晡湿动，应候而剧。甘草、薏苡，补土而燥湿，杏仁利气而破壅，麻黄开窍而发汗也。

越婢汤 麻黄六两，石膏半斤，甘草二两，大枣十五枚，生姜三两。治风水，身肿，脉浮，汗出，恶风。以汗出遇风，窍闭汗阻，淫溢经隧，壅遏卫气，而为浮肿。麻黄发皮毛而泻水，石膏清肺金而泻热，甘、枣、生姜，补脾精而和中也。

麻黄附子汤 麻黄三两，甘草一两，附子一枚。即"少阴"麻黄附子甘草方，而分两不同。治水病，脉沉小，属少阴，虚肿者。以土弱阳飞，肾寒水胀，流溢经络，而为浮肿。甘草、附子，补土而暖肾，麻黄发表而泻水也。

风湿与风水，皆汗为风闭，而湿则未至成水，其证稍异。缘有内水，不但表寒，故多用麻黄。

肝司营血，中抱阳魂，其性温暖而发散，肺司卫气，内含阴魄，其性清凉而收敛。卫气清敛，则孔窍阖而寒不能伤，泄之以风，窍开而汗出，卫气失其收敛之性，故病中风，营血温散，则孔窍开而风不能中，闭之以寒，窍合而汗收，营血失其发散之性，故病伤寒。但卫性收敛，风愈泄而卫愈敛，则遏闭营血，而生里热，营性发散，寒愈闭而营愈发，则裹束卫气，而生表寒。以营血温升，则化火而为热，卫气清降，则化水而为寒，营郁而发热，卫闭而恶寒者，其性然也。风伤卫而营郁，故用桂枝以泻营，寒伤营而卫闭，故用麻黄以泻卫。桂枝通达条畅，专走经络，而泻营郁，麻黄浮散轻飘，专走皮毛，而泻卫闭，窍开汗出，则营卫达而寒热退矣。

麻黄发表出汗，其力甚大，冬月伤寒，皮毛闭塞，非此不能透发，一切水湿痰饮，淫溢于经络关节之内，得之霍然汗散，宿病立失。但走泻真气，不宜虚家，汗去阳亡，土崩水泛，阴邪无制，乘机发作，于是筋肉𥆧动，身体振摇，惊悸奔豚诸证风生，祸变非常，不可不慎！

盖肾主五液，入心为汗，非血不酿，非气不酝，非水不变，非火不化。鼎沸而露滴者，水热而气暖也，身劳而出汗者，火动而血蒸也，汗出而温气发泄，是以战栗而振摇。所谓夺汗者无血，夺血者无汗，以其温气之脱泄，非谓汗血之失亡。

阳者，阴之神魂，阴者，阳之体魄，体魄者，神魂之宫室，神魂者，宫室之主人。上士重其人而轻其宫，人存而宫亦修，下士贱其主而贵其室，主亡而室亦坏矣。

煮去沫用。

根节止汗，发表去其根节，敛表但用根节。

苏叶

味辛，入手太阴肺经。降冲逆而驱浊，消凝滞而散结。

金匮半夏厚朴汤（方在半夏） 用之治妇人咽中如有炙脔，以其降浊而散滞也。

苏叶辛散之性，善破凝寒而下冲逆，扩胸腹而消胀满，故能治咽中瘀结之证，而通经达脉，发泻风寒，双解中外之药也。其诸主治，表风寒，平喘嗽，消痈肿，安损伤，止失血，解蟹毒。

栝楼根

味甘、微苦，微寒，入手太阴肺经。清肺生津，止渴润燥，舒痉病之挛急，解渴家之淋癃。

金匮栝楼桂枝汤 栝楼根三两，桂枝三两，芍药三两，甘草二两，大枣十二枚，生姜三两。治太阳痉病，其证备，身体强，几几然，脉沉迟者。太阳之经，外感风寒，发汗太多，因成痉病。其证身热足寒，颈强项急，头摇口噤，背反张，面目赤。发热汗出，而不恶寒者，是得之中风，名曰柔痉。以厥阴风木，藏血而主筋，筋脉枯燥，曲而不伸，是以项强而背反。木枯风动，振荡不宁，是以头摇而齿龄。太阳行身之背，故病在脊背。此因汗多血燥，重感风邪，郁其营气，故病如此。甘、枣，补脾精而益营血，姜、桂，达经气而泻营郁，芍药、栝楼，清风木而生津液也。

栝楼瞿麦丸 栝楼根三两，薯蓣二两，瞿麦一两，茯苓三两，附子一枚。治内有水气，渴而小便不利者。阳衰土湿，寒水停留，乙木郁遏，不能疏泄，故小便不利。木郁风动，肺津伤耗，是以发渴。瞿麦、苓、附，泻水而温寒，薯蓣、栝楼，敛肺而生津也。

栝楼牡蛎散 栝楼根、牡蛎等份。为散，饮服方寸匕，日三服。治百合病，渴不瘥者。百合之病，肺热津伤，必变渴证。津液枯燥，故渴久不止。栝楼、牡蛎，清金敛肺，生津润燥而止渴也。

小青龙汤（方在麻黄），治太阳伤寒，内有水气，渴者，去半夏，加栝楼根三两。小柴胡汤（方在柴胡），治少阳伤寒，渴者，去半夏，加人参、栝楼根，以其凉肃润泽，清金止渴，轻清而不败脾气也。

清肺之药，最为上品，又有通达凝瘀，清利湿热之长。其诸主治，下乳汁，通月水，医吹奶，疗乳痈，治黄疸，消囊肿，行扑损瘀血，理疮疡肿痛。

栝楼实

味甘、微苦，微寒，入手太阴肺经。清心润肺，洗垢除烦，开胸膈之痹结，涤涎沫之胶黏，最洗瘀浊，善解懊忱。

金匮栝楼薤白白酒汤 栝楼实一枚，薤白三两，白酒七升。治胸痹气短，喘息咳唾，胸背疼痛，寸口脉沉而迟，关上小紧数。以胸膈痹塞，气无降路，故喘息咳唾。逆冲胸背，而生痛楚。清道埋郁，爱生烦热。薤白、白酒开扩其壅塞，栝楼清涤其郁烦也。

栝楼薤白半夏汤 栝楼实一枚，薤白三两，白酒一斗，半夏半升。治胸痹不得卧，心痛彻背者。以胸膈痹塞，气无降路，逼迫宫城，故心痛彻背。背者，胸之府也，气不前降于腹，胸膈莫容，是以逆冲于脊背。薤白、白酒、半夏，破壅而降逆，栝楼清涤其郁烦也。

伤寒小陷胸汤 大栝楼实一枚，半夏半升，黄连一两。治小结胸，正在心下，按之则痛，脉浮滑者。太阳中风，表证未解，下之太早，经阳内陷，为里阴所拒，结于胸膈，心下满痛，烦躁懊侬，脉沉而紧，是为结胸。结之小者，浊气冲塞，正在心下，其势稍缓，非按不痛，脉则浮滑，未至沉紧。而阳气郁遏，亦生烦热。半夏降其逆气，黄连泻其闷热，栝楼涤其郁烦也。

小柴胡汤（方在柴胡）　治少阳伤寒。胸中烦而不呕者，去人参、半夏，加栝楼实，以其清心而除烦也。

栝楼实肃清凉润，善解郁烦，浊气郁蒸，涎沫黏联，心绪烦乱，不可言喻者得之，肺府清洁，神气慧爽，洗心涤肺之妙药也。其诸主治，消咽痛，治肺痿，涤痰涎，止咳嗽，通乳汁，下胞衣，理吹奶，调乳痈，解消渴，疗黄疸，通小便，润大肠，断吐血，收脱肛，平痈肿，医疮疡。

麦冬

味甘，微凉，入手太阴肺、足阳明胃经。清金润燥，解渴除烦，凉肺热而止咳，降心火而安悸。

金匮麦门冬汤　麦冬七升，半夏一升，粳米三合，人参二两，甘草一两，大枣十二枚。治咳嗽，火逆上气，咽喉不利。以肺胃上逆，相火刑金。麦冬、半夏，清金泻火而降逆，甘、枣、参、粳，补中化气而生津也。

伤寒炙甘草汤（方在甘草）　用之治少阳伤寒，脉结代，心动悸者。以少阳相火不降，致累君火，逆升而生烦悸，麦冬清心而宁神也。

薯蓣丸（方在薯蓣），**竹叶石膏汤**（方在竹叶），皆用之，以清金而润燥也。

麦冬清凉润泽，凉金泻热，生津除烦，泽枯润燥之上品。然无益中虚肺热之家，率因阳衰土湿，中气不运，胃胆上逆，相火刑金，原非实热之证。盖土湿胃逆，则肺胆不得右降，以土者四象之中气，谷败则轴折，轮辐不转，自然之理。戊土上壅，浊气填塞，肺胆无下降之路，此相火刑金之原也。金受火刑，失其清肃降敛之性，嗽喘吐衄，于是生焉。但服清润，阴旺湿滋，中气愈败，胃土更逆，上热弥增。是以虚劳淹滞，非无上热，而清金润肺之法，绝不能效，以救其标而伤其本也。此宜金土同医，故仲景用麦冬，必与参甘同剂。麦冬而得人参，清金益气，生津化水，雾露泛洒，心肺肃凉，洗涤烦躁之法，至为佳妙也。其诸主治，安魂魄，除烦悸，疗喉疮，治肺痿，解消渴，平咳嗽，止吐衄，下痰饮，利水湿，消浮肿，下乳汁，通经水。

天冬

味苦，气寒，入手太阴肺、足少阴肾经。清金化水，止渴生津，消咽喉肿痛，除咳吐脓血。

伤寒麻黄升麻汤（方在麻黄）　用之治厥阴伤寒，大下后，咽喉不利，吐脓血，泄利不止者，以其清火逆而利咽喉，疗肺痈而排脓血也。

水生于金，金清则水生，欲生肾水，必清肺金，清金而生水者，天冬是也，庸工以地黄血药而滋肾水，不通极矣！盖肺主化气，气主化水，肺中之气，氤氲如雾，雾气清降，化而为水，其精液藏于肾而为精，其渣滓渗于膀胱而为尿。天暑衣厚，则表开而外泄，天寒衣薄，则表合而内注，汗尿一也，外内不同耳。而肺金化水，必因土燥，阳明庚金，燥气司权，收敛戊土之湿，化而为燥，胃气右转，肺气清降，而水化焉，此如凉秋变序，白露宵零也。土湿则中郁而胃逆，肺金莫降，雾气凝塞，淫蒸而化痰涎，水源绝矣。

天冬润泽寒凉，清金化水之力，十倍麦冬，土燥水枯者，甚为相宜。阳明伤寒之家，燥土贼水，肠胃焦涸，瘟疫斑疹之家，营热内郁，脏腑燔蒸，凡此闭涩不开，必用承气，方其燥结未甚，以之清金泻热，滋水滑肠，本元莫损，胜服大黄。又或疮疡热盛，大便秘塞，重剂酒煎热饮，亦良。肾阴有盛而无衰，宜温不宜补，土燥水枯之证，外感中止有此种，至于别经伤寒，此证甚少，若内伤杂病，率皆阴旺土湿，未有水亏者。土胜而水负则生，水胜而土负则死，天冬证绝不偶见，未可轻服。其性寒滑湿濡，最败脾胃而泻大肠，阳亏阴旺，土湿便滑者，宜切忌之。久服不已，阳败土崩，无有不死。后世庸工，以此杀人，不可胜数。凡肺痿肺痈，吐衄嗽喘，一切上热之证，非土燥阳实者，概不宜此，用者慎之！其有水亏宜饵者，亦必制以渗利之味，防其助湿。土湿胃逆，痰涎淫生，愈服愈滋，而水源愈竭矣，是犹求水于阳燧也。其诸主治，止咳逆，定喘促，愈口疮，除肿痛，疗肺痿，治肺痈，去痰涎，解消渴，利小便，滑大肠。

竹叶

味甘，微寒，入手太阴肺经。清肺除烦，凉金泻热。

金匮竹叶汤 竹叶一把，桔梗一两，生姜五两，附子一枚，葛根三两，桂枝一两，防风一两，甘草一两，人参一两，大枣十五枚。

治产后中风，发热面赤，喘而头痛。以产后中气虚弱，阴阳不能交济，肝脾易陷，肺胃易逆，陷则下寒，逆则上热。风伤卫气，卫敛而遏营血，上热弥增，肺胃愈逆，故发热面赤，喘而头痛。肺胃愈逆而热愈增，则肝脾益陷而寒益甚。竹叶、桔梗，凉肺而除烦，葛根、生姜，清肺而降逆，附子温寒而暖水，桂、防，燥湿而达木，甘、枣、人参，补中而培土也。

竹叶石膏汤 竹叶二把，石膏一斤，麦冬一升，粳米半升，人参三两，甘草二两，半夏半升。治大病瘥后，虚羸少气，气逆欲吐者。以病后中虚，胃逆欲吐，三阳不降，燥热郁发。竹叶、石膏、麦冬清金泻热而除烦，粳米、参、甘，补中化气而生津，半夏降逆而止呕也。

竹叶甘寒凉金，降逆除烦，泻热清上之佳品也。其诸主治，降气逆，止头痛，除吐血，疗发黄，润消渴，清热痰，漱齿衄，洗脱肛。

竹茹

味甘，微寒，入手太阴肺、足阳明胃经。降逆止呕，清热除烦。

金匮竹皮大丸 竹茹二分，石膏二分，白薇一分（有热二分），甘草七分，桂枝一分。枣肉和丸。治产妇乳子中虚，烦乱呕逆。以乳妇产子未久，中气尚虚，遇土郁木贼之时，胃逆作呕，爰生烦乱。竹茹降浊而止呕，石膏、白薇，清金而除烦，甘草、桂枝，培土而达木也。

橘皮竹茹汤（方在橘皮） 用之治哕逆，以其降逆而驱浊也。

竹茹甘寒之性，善扫瘀浊而除呕哕，清金敛肺，更其所长。其诸主治，除吐衄，止崩漏，治膈噎，疗肺痿。

葳蕤

味甘，入手太阴肺经。清肺金而润燥，滋肝木而清风。

伤寒麻黄升麻汤（方在麻黄） 用之治厥阴病，咽喉不利，吐脓血者，以金受火刑，葳蕤清金而润燥也。

葳蕤和平滋润，化气生津，解渴除烦，清金利水，益气润燥。其诸主治，止消渴，通淋涩，润皮肤，去黑黚，疗目眦赤烂，治眼睛昏花。即玉竹。《三国志·华佗传》：以漆叶青黏散方，授弟子樊阿，谓可服食长生。青黏即玉竹也。

百合

味甘、微苦，微寒，入手太阴肺经。凉金泻热，清肺除烦。

金匮百合知母汤 百合七枚，知母二两。治百合病，发汗后者。伤寒之后，邪气传变，百脉皆病，是为百合。其证眠食俱废，吐利皆作，寒热难分，坐卧不安，口苦便赤，心烦意乱，不能指其为何经何脏之病也。然百脉之气，受之于肺，肺者，百脉之宗也，是宜清肺。其在发汗之后者，津枯而金燔。百合清肺而生津，知母凉金而泻热也。

滑石代赭汤 百合七枚，滑石三两，碎，代赭石如鸡子大。治百合病，下之后者。下败中脘之阳，土湿胃逆，肺热郁蒸。百合清肺而泻热，滑石、代赭，渗湿而降逆也。

百合鸡子汤 百合七枚，煎汤，入鸡子黄一枚，搅匀，煎。治百合病，吐之后者。吐伤肺胃之津，金土俱燥。百合清肺热而生津，鸡子黄补脾精而润燥也。

百合地黄汤 百合七枚，生地黄汁一斤。入百合汤，煎服。大便当如漆。治百合病，不经发汗吐下，病形如初者。不经发汗吐下，而瘀热淫蒸，败浊未泄。百合清肺而泻热，生地黄汁凉泻肠胃而下垢浊也。

百合洗方 百合一斤。水一斗，渍一宿，洗身。洗后食煮饼，勿以盐。治百合病，一月不解，变成渴者。火炎金燥，则肺热不解，变而为渴。肺主皮毛，百合洗皮毛，以清肺热也。

百合滑石散 百合一两，滑石二两。为散，饮服方寸匕，日三服。微利，止服，热则除。治百合病，变发热者。湿动胃逆，肺郁生热。百合清金而泻热，滑石利水而除湿也。

百合凉金润燥，泻热消郁，清肃气分之上品。其诸主治，收涕泪，止悲伤，开喉痹，通肺痈，清肺热，疗吐血，利小便，滑大肠，调耳聋耳痛，理胁痈乳痈、发背诸疮。

水渍一宿，白沫出，去其水，更以泉水煎汤用。

贝母

味苦，微寒，入手太阴肺经。清金泻热，消郁破凝。

伤寒二白散（方在桔梗），金匮当归贝母苦参丸（方在当归），并用之，以其清金而泻热也。

贝母苦寒之性，泻热凉金，降浊消痰，其力非小，然轻清而不败胃气，甚可嘉焉。其诸主治，疗喉痹，治乳痈，消瘿瘤，去翳肉，点翳障，敷疮痈，止吐衄，驱痰涎，润心肺，解燥渴，清烦热，下乳汁，除咳嗽，利水道。

白薇

味苦、微咸，微寒，入手太阴肺、足太阳膀胱经。凉金泻热，清肺除烦。

金匮竹皮大丸（方在竹茹） 用之治乳妇中虚，烦乱呕逆，有热者，倍白薇，以其泻热而除烦也。

白薇苦寒，长于清金而除烦热，利水而通淋涩。其诸主治，通鼻塞，止血淋，清膀胱热涩，断胎产遗尿。

紫参

味苦，微寒，入手太阴肺、手阳明大肠经。消胸中之痞结，止肺家之疼痛。

金匮紫参汤 紫参半斤，甘草三两。治下利肺痛。以肺与大肠相为表里，肠陷而利作，则肺逆而痛生。而肺肠之失位，原于中气之不运，盖己土不升则庚金陷，戊土不降则辛金逆。甘草补中而培土，紫参清金而破凝，使肺肠之气，各复其升降之旧也。

泽漆汤（方在泽漆） 用之治咳逆而脉沉者，以其清金而降逆也。

紫参苦寒，清金泻热，降冲逆而破凝塞，清咳嗽而止疼痛。金清则肺气收摄，故长于敛血，金清则肺气通调，故长于行瘀。其诸主治，止吐衄，消痈肿，利小便，滑大肠，治金疮，调血痢，破瘀血，通闭经，开胸膈积聚，散腹胁坚满。

柏叶

味苦、辛，涩，入手太阴肺经。清金益气，敛肺止血。

金匮柏叶汤 柏叶三两，干姜三两，艾三把，马通汁一升。治吐血不止者。以中虚胃逆，肺金失敛，故吐血不止。干姜补中而降逆，柏、艾、马通，敛血而止吐也。

血生于木而摄于金，庚金不收，则下脱于便尿，辛金不降，则上溢于鼻口。柏叶秉秋金之收气，最能止血，缘其善收土湿，湿气收则金燥而自敛也。其诸主治，止吐衄，断崩漏，收便血，除尿血，敷烧灼，润须发，治历节疼痛。

柏实

味甘、微辛，气香，入手太阴肺经。润燥除烦，降逆止喘。

金匮竹皮大丸 （方在竹茹） 治乳妇中虚，烦乱呕逆。烦喘者，加柏实一分，以其清金降逆而止烦喘也。

柏实清润降敛，宁神调气，善去烦躁，而止喘逆。缘其香甘入土，能行凝滞，开土郁，肺胃右行，神气下达，烦喘自定。其诸主治，安魂魄，止惊悸，润肠秘，泽发焦。

蒸，晒，炒，去皮，取仁用。

鸡子白

味甘，气腥，微寒，入手太阴肺经。疗咽喉之肿痛，发声音之喑哑。

伤寒苦酒汤 （方在苦酒） 治少阴病，咽中生疮，声音不出，用之以其消肿痛而发声音也。

鸡子白秉天之清气，有金象焉，善消肿痛而利咽喉，清肺金而发声音。其诸主治，涂鼻疮，治发黄，敷肿痛，洗烧灼。鸡子黄在一卷。

猪肤

味甘，微寒，入手太阴肺经。利咽喉而消肿痛，清心肺而除烦满。

伤寒猪肤汤 猪肤一斤，白蜜一斤，白粉五合。治少阴病，下利咽痛，胸满心烦者。以少阴寒水，侵侮脾胃，脾土下陷，肝脾不升，则为下利，胃土上逆，胆胃不降，相火刑金，则为咽痛。浊气冲塞，宫城不清，则胸满而心烦。猪肤、白蜜，清金而止痛，润燥而除烦，白粉涩滑溏而收泄利也。

肺金清凉而司皮毛，猪肤秉金气之凉肃，善于清肺，肺气清降，君相归根，则咽痛与烦满自平也。猪膏在四卷。

瓜子

味甘，性寒，入手太阴肺、手阳明大肠经。清肺润肠，排脓决瘀。

金匮大黄牡丹皮汤（方在大黄） 用之，以其破瘀而排脓也。

瓜子仁甘寒疏利，善开壅滞而决脓血，故能治肠痈。

知母

味苦，气寒，入手太阴肺、足太阳膀胱经。清金泻热，止渴除烦。

伤寒白虎汤（方在石膏），金匮酸枣仁汤（方在枣仁），桂枝芍药知母汤（方在桂枝），并用之，以其清金而泻火，润燥而除烦也。

知母苦寒之性，专清心肺而除烦躁，仲景用之，以泻上焦之热也。甚败脾胃而泻大肠，火衰土湿，大便不实者忌之。后世庸工，以此通治内伤诸病，滋水灭火，误人性命，至今未绝。其诸主治，泻大肠，清膀胱。

石膏

味辛，气寒，入手太阴肺、足阳明胃经。清金而止燥渴，泻热而除烦躁。

伤寒白虎汤　石膏一斤，知母六两，甘草二两，粳米六两。治太阳伤寒，表解后，表有寒，里有热，渴欲饮水，脉浮滑而厥者。太阳表解之后，阴旺则汗去阳亡，而入太阴，阳旺则汗去阴亡，而入阳明，表解而见燥渴，是腑热内动，将入阳明也。阳明戊土，从庚金化气而为燥，太阴辛金，从己土化气而为湿，阳旺之家，则辛金不化己土之湿而亦化庚金之燥，胃热未发而肺燥先动，是以发渴。石膏清金而除烦，知母泻火而润燥，甘草、粳米，补中化气，生津而解渴也。

金匮小青龙加石膏汤　麻黄三两，桂枝三两，芍药三两，甘草二两，半夏半升，五味半升，细辛三两，干姜二两，石膏二两。治心下有水，咳而上气，烦躁而喘，肺胀脉浮者。以水饮内阻，皮毛外阖，肺气壅遏，而生咳喘。小青龙发汗以泻水饮，石膏清热而除烦躁也。

伤寒大青龙汤（方在麻黄），用之治太阳中风，不汗出而烦躁者。麻杏甘石汤（方在麻黄），用之治太阳伤寒，汗下后，汗出而喘，无大热者。竹叶石膏汤（方在竹叶），用之治大病瘥后，气逆欲吐者。金匮越婢汤（方在麻黄），用之治风水恶风，续自汗出者。木防己汤（方在防己），用之治膈间支饮，其人喘满者。厚朴麻黄汤（方在厚朴），用之治咳而脉浮者。文蛤汤（方在文蛤），用之治吐后渴欲得水，而贪饮者。竹皮大丸（方在竹茹），用之治乳妇烦乱呕逆者，皆以其泻热而除烦也。

石膏辛凉之性，最清心肺而除烦躁，泻郁热而止燥渴。甚寒脾胃，中脘阳虚者勿服。其诸主治，疗热狂，治火嗽，止烦喘，清燥渴，收热汗，消热痰，住鼻衄，除牙痛，调口疮，理咽痛，通乳汁，平乳痈，解火灼，疗金疮。

研细，绵裹，入药煎。虚热，煅用。

桑根白皮

味甘、涩、辛，微寒，入手太阴肺经。清金利水，敛肺止血。

金匮王不留行散（方在王不留行） 用之，治病金疮，以其清肺而敛血也。

桑根白皮甘、辛，敛、涩，善泻湿气而敛营血。其诸主治，清肺火，利气喘，止吐血，断崩中，通小便，疗水肿，消痰饮，止吐泄，理金疮，敷石痈，生眉发，泽须发，去寸白虫，涂鹅口疮，汁搽口疮，沥搽疥疮。

三月三日采东南根，阴干百日。

旋覆花

味咸，入手太阴肺、足阳明胃经。行凝涩而断血漏，涤瘀浊而下气逆。

金匮旋覆花汤　旋覆花三两，葱白十四茎，新绛少许。煎，顿服。治妇人半产漏下。以肝脾阳虚，胎元失养，是以半产。血瘀不升，是以漏下。旋覆行血脉之瘀，葱白通经气之滞，新绛止崩而除漏也。

伤寒旋覆花代赭石汤　旋覆花三两，半夏半升，代赭石一两，人参二两，甘草三两，大枣十二枚，生姜五两。治伤寒汗吐下后，表证已解，心下痞硬，噫气不除者。以土虚胃逆，碍甲木下行之路，胃口痞塞，浊气不降。参、甘、大枣，补其中脘，半夏、姜、赭，降其逆气，旋覆花行其瘀浊也。

旋覆花通血脉而行瘀涩，能除漏滴，清气道而下痰饮，善止哕噫。其诸主治，逐痰饮，止呕逆，消满结，软痞硬，通血脉，消水肿。

卷 四

昌邑黄元御坤载著

茯苓

味甘，气平，入足阳明胃、足太阴脾、足少阴肾、足太阳膀胱经。利水燥土，泻饮消痰，善安悸动，最豁郁满，除汗下之烦躁，止水饮之燥渴，淋癃泄痢之神品，崩漏遗带之妙药，气臌与水胀皆灵，反胃共噎膈俱效，功标百病，效著千方。

伤寒五苓散 茯苓十八铢，猪苓十八铢，泽泻一两六铢，白术十八铢，桂枝半两。治太阳中风，内有水气，渴欲饮水，水入则吐者。以宿水停留，因表郁而内动，阻隔三阳，不得下行，是以渴欲饮水。而以水投水，又复不受，是以水入则吐。茯、猪、术、泽，泻水而燥土，桂枝行经而发表也。治太阳伤寒，汗后脉浮，小便不利，热微消渴者。以汗泻脾阳，己土湿陷，乙木抑遏，不能疏泄水道，故小便不利。木郁风生，肺津伤耗，是以消渴。茯、猪、术、泽，泻湿而生津液，桂枝达木以行疏泄也。

金匮小半夏加茯苓汤 半夏一升，生姜半斤，茯苓四两。治饮家水停心下，先渴后呕。饮家水停心下，土湿津凝，必作燥渴。而再得新水，愈难消受，是以呕吐。苓、姜、半夏，降浊阴而泻水饮也。

茯苓泽泻汤　茯苓八两，泽泻四两，白术三两，甘草二两，桂枝二两，生姜四两。治反胃呕吐，渴欲饮水者。以土湿木郁，抑塞不升，下窍闭结，浊阴无降泄之路，胆胃俱逆，是以呕吐。桂枝达木郁而升陷，生姜利胃壅而降逆，术、甘，补土而生津，苓、泽，泻水而去湿也。

外台茯苓饮　茯苓三两，人参三两，白术三两，枳实三两，橘皮二两半，生姜四两。治心胸中停痰宿水，吐出水后，心胸间虚满，不能食者。心胸阳位，而痰水停宿，全缘中焦土湿。宿水虽吐，停痰尚在，而其中脘不旺，一吐之后，胃土上逆，浊气壅塞，是以虚满，不能下食。参、术、茯苓，补中而燥土，枳、橘、生姜，降浊而消满也。

伤寒桂枝去桂加茯苓白术汤　芍药二两，甘草二两，生姜三两，大枣十二枚，茯苓三两，白术三两。治太阳伤寒，汗出不解，头疼发热无汗，心下满痛，小便不利。以汗后亡阳，水泛土湿，胃气上逆，则心下满痛，脾气下陷，则小便不利，苓、术，燥土泻水而消满也。

小青龙汤（方在麻黄），治太阳伤寒，心下有水气，小便不利，少腹满者，去麻黄，加茯苓四两。金匮黄芪建中汤（方在黄芪），治虚劳里急，腹满者，去大枣，加茯苓一两半，缘土湿木郁，两气壅塞，而生痞满，茯苓泻湿，满自消也。

伤寒苓桂术甘汤　茯苓四两，桂枝二两，白术二两，甘草二两。

治太阳伤寒，吐下之后，心下逆满，气上冲胸，起则头眩，又复发汗动经，身为振振摇者。吐下泻其脏中之阳，风木动于脏，而气上冲胸膈，复汗以泻其经中之阳，风木动于经，则身体振摇，缘水泛土湿而木气郁动也。桂枝疏木而达郁，术、甘、茯苓，培土而泻水也。

真武汤 茯苓三两，白术二两，附子一枚，芍药二两，生姜三两。治少阴病，内有水气，腹痛下利，小便不利，四肢沉重疼痛，或呕者。以水泛土湿，风木郁遏，不能疏泄水道，故小便不利。木郁贼土，脾陷胃逆，故腹痛呕利。营血寒涩，不能行经络而充肢节，故四肢沉重疼痛。附子温癸水之寒，芍药清乙木之风，生姜降浊而止呕，苓、术、燥土而泻湿也。治太阳中风，服大青龙汤，汗后亡阳，手足厥逆，筋惕肉瞤者。以阳亡土败，寒水大发，风木失温，郁动不宁，故手足厥冷而筋肉振动。芍药敛风木之摇荡，苓、术、附子，温补火土而泻寒水也。治太阳伤寒，汗出不解，发热头眩，心下悸，身瞤动，振振欲擗地者。以汗后亡阳，水寒土湿，风木郁动，身体战摇。芍药清风木之振撼，苓、术、附子，温补火土而泻寒水也。

苓桂甘枣汤 茯苓半斤，桂枝四两，甘草二两，大枣十五枚。治汗后脐下悸动，欲作奔豚。风木郁动，是生振悸。心下悸者，枝叶之不宁，脐下悸者，根本之不安，脐下振悸，根本撼摇，则奔豚作矣，因于水旺土崩，而根本失培也。甘、枣，补脾精以滋风木，桂枝达木郁而安动摇，茯苓泻水而燥土也。

《金匮》：假令瘦人，脐下有悸，吐涎水而颠眩，此水也，五苓散主之。理中丸（方在人参），治霍乱吐利，若脐下筑者，肾气动也，去术，加桂四两，悸者，加茯苓二两。伤寒小柴胡汤（方在柴胡），治少阳伤寒，心下悸，小便不利者，去黄芩，加茯苓。盖悸者，木也，所以致木之悸者，水也。缓则悸于心下，急则悸于脐间，脐下之悸，用桂枝以疏木，心下之悸，用茯苓以泻水，缓急之不同故也。

茯苓四逆汤　茯苓四两，甘草二两，人参一两，干姜一两，附子一两。治汗下之后，病仍不解，烦躁者。以汗下亡阳，土败水发，阳气拔根，扰乱无归，故生烦躁。参、甘、姜、附，温补火土，茯苓泻其水邪也。

火位于上，水位于下，水寒而下润，火热而上炎。人之生也，火水必交，交则火胎于坎而水不寒，水孕于离而火不炎。水火相交，爰生湿气，土位在中，是以性湿。火燥水湿，自然之性，土生于火，而土之湿气，实化于水。水火之交，全赖乎土，己土左旋，坎阳东升而化火，戊土右转，离阴西降而化水，水火互根，寒热交济，则胃不偏燥而脾不偏湿，阴阳和平，是以无病。

物不能有盛而无衰，火盛则土燥，水盛则土湿。水不胜火，则湿不胜燥，然丁癸同宫，丁火不能敌癸水之寒，戊己并列，而戊土何能敌己土之湿！人之衰也，火消而水长，燥减而湿增，其大凡也。

土湿不运，升降倒行，水木下陷而寒生，火金上逆而热作，百病之来，莫不以此。自此以往，阳火渐亏，阴水渐盛。火复而土生则人存，水盛而土崩则人亡，是以仲景垂教，以少阴之负跗阳者为顺。土胜为顺，水胜为逆，古之圣人，燥土而制水，后之庸工，滋水而伐土，上智之与下愚，何其相远也！

土燥之病，伤寒惟阳明有之，而湿居其半，他经已不少睹，内伤杂病之中，那复有此！后世庸工，开滋阴补水之门，而医如萧斧，人若朝菌矣。凡内伤诸病，如气臌水胀，咳嗽痰饮，泄利淋浊，吐衄崩漏，瘕疝带下，黄疸消渴，中风癫狂，惊悸遗精，反胃噎膈，泄秽吞酸，骨蒸毛热，闭经绝产，霍乱腹痛，伤风齁喘，种种幻怪，百出不穷，究其根原，悉缘土湿。茯苓泻水燥土，冲和淡荡，百病皆宜，至为良药，道家称其有延年之功，信非过也。

庸工用乳制，最缪不通！

猪苓

味甘，气平，入足少阴肾、足太阳膀胱经。利水燥土，泻饮消痰，开汗孔而泻湿，清膀胱而通淋，带浊可断，臌胀能消。

伤寒猪苓汤 猪苓一两，茯苓一两，泽泻一两，滑石一两，阿胶一两。治阳明伤寒，脉浮发热，渴欲饮水，小便不利者。阳明之证，有燥有湿，阳明旺而太阴虚，则燥胜其湿，太阴旺而阳明虚，则湿胜其燥。己土湿陷，乙木抑遏，不能疏泄水道，则小便不利。木郁风动，肺津伤耗，则渴欲饮水。风气飘扬，而表寒未解，则脉浮发热。猪、茯、滑、泽，燥己土而泻湿，阿胶滋乙木而清风也。治少阳病，下利，咳而呕渴，心烦不得眠者。以水旺土湿，风木郁陷，下克己土，疏泄不藏则为利，风燥亡津则为渴。乙木陷而甲木逆，上克戊土，浊气逆冲，则为咳呕，相火上炎，则心烦不得眠睡。猪、茯、泽、滑，渗癸水而泻湿，阿胶滋乙木而清风也。

金匮猪苓散 猪苓、泽泻、白术等份。为散。治病在膈上，呕吐之后，而思水者。痰饮内阻，多见渴证，而投以新水，益复难容，故随饮而即吐。呕伤津液，应当作渴，而水停心下，则反不渴，是以先渴而即呕者，必有支饮。若饮在膈上，吐后而思饮水者，是饮去而津伤，为欲解也，此当急与之水，以救其渴。但其平日阳衰土湿，而后饮停膈上，宿水方去，又得新水，而土湿如前，不能蒸水化气，则新水又停矣，是当泻湿而生津。泽、苓，泻水而去湿，白术燥土而生津也。

猪苓渗利泻水，较之茯苓更捷。但水之为性，非土木条达，不能独行，猪苓散之利水，有白术之燥湿土也，猪苓汤之利水，有阿胶之清风木也，五苓之利水，有白术之燥土、桂枝之达木也，八味之利水，有桂枝之达木、地黄之清风也。若徒求利于猪、茯、滑、泽之辈，恐难奏奇功耳。

去皮用。

泽泻

味咸，微寒，入足少阴肾、足太阳膀胱经。燥土泻湿，利水通淋，除饮家之眩冒，疗湿病之燥渴，气臌水胀皆灵，膈噎反胃俱效。

金匮泽泻汤　泽泻五两，白术二两。治心下有支饮，其人苦冒眩者。以饮在心下，阻隔阳气下降之路，阳不根阴，升浮旋转，故神气昏冒而眩晕。此缘土湿不能制水，故支饮上泛，泽泻泻其水，白术燥其土也。

泽泻咸寒渗利，走水腑而开闭癃，较之二苓淡渗，更为迅速。五苓、八味、茯苓、泽泻、当归、芍药诸方皆用之，取其下达之速，善决水窦，以泻土湿也。

葵子

味甘，微寒，性滑，入足太阳膀胱经。滑窍而开癃闭，利水而泻膀胱。

金匮葵子茯苓散　葵子一升，茯苓三两。为末，饮服方寸匕。治妊娠有水气，身重，小便不利，洒淅恶寒，起即头眩。以阳衰土湿，乙木下郁，不能行水，故身重而小便不利。木郁阳陷，是以恶寒。停水瘀阻，阳气浮荡，不能下根，故起则头眩。葵子滑窍而利水，茯苓泻满而渗湿也。

妊娠胎气胀满，脾胃不运，积水郁遏，颇难疏决。葵子寒滑通利，善于开窍而行水，以茯苓泻其满，葵子滑其窍，满消而窍利，然后奔注而下。长于滑胎通乳，消散初起奶痈，以其泻湿燥土，滑利经脉之壅塞也。

瞿麦

味苦，微寒，入足厥阴肝、足太阳膀胱经。利水而开癃闭，泻热而清膀胱。

金匮栝楼瞿麦丸（方在栝楼），用之，治内有水气，渴而小便不利者，以其通水道而利小便也，又能行血。鳖甲煎丸（方在鳖甲），用之，以清湿热而破血积也。

瞿麦渗利疏通，善行血梗而达木郁，木达而疏泄之令畅，故长于利水。其诸主治，清血淋，通经闭，决痈脓，落胎妊，破血块，消骨鲠，出竹刺，拔箭镞，皆其疏决开宕之力也。

蒲灰

味咸，微寒，入足太阳膀胱经。开膀胱之闭，泻皮肤之水。

金匮蒲灰散　蒲灰半斤，滑石二斤。为散，饮服方寸匕，日三服。治小便不利。以水泛土湿，木郁生热，不能行水，热传己土，而入膀胱，膀胱热涩，小便不利。蒲灰咸寒而开闭涩，滑石淡渗而泻湿热也。

蒲灰咸寒，直走膀胱，而清热涩，利水至捷。

通草

味辛，入足厥阴肝、手少阴心、足太阳膀胱经。行血脉之瘀涩，利水道之淋癃。

伤寒当归四逆汤（方在当归） 用之，治厥阴病，手足厥冷，脉细欲绝，以其通经络而开结涩也。

通草疏利壅塞，开通隧道，善下乳汁，而通月水，故能治经络结涩，性尤长于泻水。其诸主治，通经闭，下乳汁，疗黄疸，消水肿，开淋涩，消痈疽，利鼻痈，除心烦。

石韦

味苦，入足太阳膀胱经。清金泻热，利水开癃。

金匮鳖甲煎丸（方在鳖甲） 用之，治疟日久，结为癥瘕，以其泻水而消瘀也。

石韦清肺除烦，利水泻湿，专治淋涩之证，并疗崩漏金疮，发背痈肿。

茵陈蒿

味苦，微寒，入足太阴脾、足太阳膀胱经。利水道而泻湿淫，消瘀热而退黄疸。

伤寒茵陈蒿汤　茵陈蒿六两，栀子十四枚，劈，大黄二两。治太阴病，身黄腹满，小便不利者。以己土湿陷，木郁热生，湿热传于膀胱，水窍不开，淫溢经络，郁蒸而发黄色。茵陈利水而除湿，栀子、大黄，泻热而消瘀也。

金匮茵陈五苓散　茵陈蒿末十分，五苓散五分。治病黄疸，茵陈行经而泻湿，五苓利水而开癃也。

茵陈通达经络，渗泄膀胱，性专去湿，故治发黄，并浴疮疥瘙痒之疾。

连翘

味苦，性凉，入足太阴脾、足太阳膀胱经。清丁火而退热，利壬水而泻湿。

伤寒麻黄连翘赤小豆汤　麻黄二两，生姜二两，甘草一两，大枣十二枚，生梓白皮一斤，杏仁四十枚，连翘二两，赤小豆一升。治太阴伤寒，瘀热在里，身必发黄。以太阴湿旺，胃土贼于甲木，肺金刑于相火，木火郁遏，湿化为热，则发黄色。缘肺热则水道不利，湿无泄路，木主五色，入土而化黄也。甘、枣、生姜，补土和中，麻黄泻皮毛之郁，杏仁降肺气之逆，生梓白皮清相火而疏木，连翘、小豆，泻湿热而利水也。

连翘清心泻火，利水开癃，善除郁热之证，尤能行血通经，凉营散结，疗瘭疽瘰疬之病，擅消肿排脓之长。

泽漆

味苦，微寒，入足太阳膀胱经。专行水饮，善止咳嗽。

金匮泽漆汤 泽漆三升，半夏半升，白前五两，紫参五两，黄芩三两，人参三两，甘草三两，桂枝三两，生姜五两。治咳而脉沉者。火浮水沉，自然之性，其脉见沉，是有里水。水邪阻格，肺气不降，金受火刑，是以作咳。人参、甘草，补中而培土，生姜、半夏，降逆而驱浊，紫参、白前，清金而破壅，桂枝、黄芩，疏木而泻火，泽漆行其水积也。

泽漆苦寒之性，长于泻水，故能治痰饮阻格之咳。

入药用长流水煎。

赤小豆

味甘，入手太阳小肠、足太阳膀胱经。利水而泻湿热，止血而消痈肿。

金匮赤小豆当归散 赤小豆三升，当归十两。为散，浆水服方寸匕，日三服。治狐惑脓成，脉数心烦，默默欲卧，目赤眦青，汗出能食。以湿旺木郁，郁而生热，湿热淫蒸，肉腐脓化。赤小豆利水而泻湿热，当归养血而排脓秽也。又治先血后便者。以土湿木遏，郁而生风，疏泄不藏，以致便血。其下在大便之先者，是缘肝血之陷漏，其来近也。赤小豆利水而泻湿热，当归养血而清风木也。

伤寒瓜蒂散（方在瓜蒂） 用之，治胸有寒痰，心中痞硬，气冲咽喉，以其涤胸中之湿淫也。

麻黄连翘赤小豆汤（方在连翘） 用之，治太阴病，瘀热在里，身必发黄，以其泻经络之湿邪也。

赤小豆利水泻湿，行郁退热，安胎下乳，善治一切痈肿，及诸下血之病。

浸令毛出，曝干用。

防己

味苦、辛，性寒，入足太阴脾、足太阳膀胱经。泻经络之湿邪，逐脏腑之水气。

金匮防己黄芪汤　防己一两，黄芪一两，甘草五钱，白术七钱五分，生姜四两，大枣三枚。服后当如虫行皮中，从腰以下如冰。上下绕被，温令有微汗，瘥。治风湿脉浮身重，汗出恶风。以汗出当风，开其皮毛，汗液郁遏，不得外泄，浸淫经络，是谓风湿。病在经络，是以脉浮。湿性沉着，是以身重。风性疏泄，是以汗出恶风。术、甘，燥土而补中，黄芪益卫以发表，防己泻腠理之湿邪也。

防己茯苓汤　防己三两，茯苓六两，黄芪三两，桂枝三两，甘草二两。治皮水为病，四肢肿者。水在皮肤，是谓皮水。四肢秉气于脾胃，缘土旺于四季也，水邪侮土，不能行气于四肢，故四肢作肿，聂聂动摇。甘草补土，黄芪、桂枝，宣营卫之郁，防己、茯苓，泻皮肤之水也。

己椒苈黄丸　防己一两，椒目一两，葶苈一两，大黄一两。蜜丸，如梧子大，食前服一丸，日三服。治肠间有水气，腹满，口舌干燥者。水在肠间，阻遏中气，升降不行，是以腹满。防己、椒目，泻湿而行水，葶苈、大黄，浚流而决壅也。

木防己汤　木防己三两，石膏如鸡子大，人参四两，桂枝二两。治膈间支饮，其人喘满，心下痞坚，面色黧黑，脉沉紧者。以土湿胃逆，不能行水，故饮停于胸膈。胃逆而阻胆经之降路，故心下痞坚。胃逆而阻肺气之降路，故胸中喘满。人参、桂枝，补中而疏木，防己、石膏，泻水而清金也。

汉防己泻经络之湿淫，木防己泻脏腑之水邪，凡痰饮内停，湿邪外郁，皮肤黑黄，膀胱热涩，手足挛急，关节肿痛之证，悉宜防己。

海藻

味咸，性寒，入足少阴肾、足太阳膀胱经。利水而泻痰，软坚而消痞。

伤寒牡蛎泽泻散（方在牡蛎） 用之，治大病瘥后，从腰以下有水气者，以其利水而清热涩也。

海藻咸寒下行，走膀胱而通水道，善疗奔豚脚气，气臌水胀之疾，而软坚化痞，尤为擅长，且凡瘿瘤瘰疬，癀疝癥瘕，一切痈肿坚顽之病皆医。

商陆根

味苦、辛、酸，入足太阳膀胱经。专泻水饮，善消肿胀。

伤寒牡蛎泽泻散（方在牡蛎） 用之，治大病瘥后，从腰以下有水气者，以其泻水而开闭癃也。

商陆根酸苦涌泻，专于利水，功力迅急，与芫、遂、大戟相同，得水更烈，善治水气肿胀之病，神效非常，兼疗痈肿疝癖诸证。

赤者大毒，用白者。鲜根捣汁，服后勿饮水。

葶苈

味苦、辛，性寒，入足太阳膀胱经。破滞气而定喘，泻停水而宁嗽。

金匮葶苈大枣泻肺汤 葶苈捣丸如弹子大，大枣十二枚。治支饮，喘不得息。饮阻肺金下降之路，肺气壅碍，喘不得息。大枣补脾精而保中气，葶苈泻肺壅而决支饮也。又治肺痈，喘不得卧者。以土湿胃逆，浊气痞塞，腐败瘀蒸，化而为脓。肺气阻格，喘不得卧。大枣补脾精而保中气，葶苈破肺壅而排脓秽也。

伤寒大陷胸丸（方在大黄） 用之，治太阳结胸，以其开痹塞而泻痰饮也。

葶苈苦寒迅利，行气泻水，决壅塞而排痰饮，破凝瘀而通经脉，凡停痰宿水，嗽喘肿胀之病，甚奏奇功，月闭经阻，夜热毛蒸之疾，亦有捷效。

芫花

味苦、辛，入足太阳膀胱经。性专泻水，力能止利。

伤寒小青龙汤（方在麻黄） 治太阳伤寒，心下有水气。若微利者，去麻黄，加芫花如鸡子大，熬令赤色，水旺土湿则利作，芫花泻水而止利也。

金匮十枣汤（方在大枣） 用之，治心胁痞痛，下利呕逆者，治悬饮内痛，脉沉而弦者，以其破壅塞而泻饮也。

芫花破气泻水，逐饮涤痰，止喘嗽而化痃癖，消痈肿而平疮疥，善杀虫鱼，妙枯瘤痔，牙痛头秃之病，皆有奇功。

甘遂

味苦，性寒，入足太阳膀胱经。善泻积水，能驱宿物。

金匮甘遂半夏汤 甘遂大者二枚,半夏十二枚,芍药五枚,甘草指大一枚。水二升,煮半升,入蜜半升,煎八合,顿服。治留饮欲去,心下坚满,脉伏,自利反快者。心下坚满,脉气沉伏,是有留饮。忽而自利反快,是水饮下行,渍于肠胃也。甘遂、半夏,泻水而涤饮,甘草、芍药,培土而泻木,蜂蜜滑大肠而行水也。

伤寒大陷胸汤(方在大黄),用之,治结胸热实,烦躁懊恼者。十枣汤(方在大枣),用之,治心胁痞痛,下利呕逆者,治悬饮内痛,脉沉而弦者。大黄甘遂汤(方在大黄),用之,治水与血结在血室者,皆以其破壅而泻痰饮也。

甘遂苦寒迅利,专决积水,凡宿痰留饮,经腑停瘀,皮肤肿胀,便尿阻涩之证,一泻而下,其力甚捷,并下癥瘕积聚,一切陈郁之物。

大戟

味苦,性寒,入足太阳膀胱经。泻水饮之停留,通经脉之瘀涩。

金匮十枣汤(方在大枣) 用之,治心胁痞痛,下利呕逆者,治悬饮内痛,脉沉而弦者,以其破结而驱饮也。

大戟破气泻水,兼化老血癥瘀,通经脉结闭,散颈腋痈肿,洗脚气肿痛之病,胥有捷效。

滑石

味苦,微寒,入足太阳膀胱经。清膀胱之湿热,通水道之淋涩。

金匮滑石白鱼散 滑石一斤,白鱼一斤,乱发一斤。为散,饮服方寸匕。治小便不利。以膀胱湿热,水道不通。滑石渗湿而泻热,白鱼、发灰，利水而开癃也。

滑石代赭汤 滑石三两，代赭石如鸡子大，百合七枚。治百合病，下后者。下伤中气，湿动胃逆，肺郁生热。滑石利水而泻湿，百合、代赭，清金而降逆也。

伤寒猪苓汤（方在猪苓），用之，治脉浮发热者，渴欲饮水，小便不利者，以其渗膀胱而泻湿热也。金匮蒲灰散（方在蒲灰），用之治皮水为病，四肢肿满者，以其泻经络之水也，治小便不利者，以其泻膀胱之湿也。百合滑石散（方在百合），用之治百合病，变发热者，以其利水而泻湿也。

滑石甘寒，渗泻水湿，滑窍隧而开凝郁，清膀胱而通淋涩，善治黄疸，水肿，前阴闭癃之证。

戎盐

味咸，微寒，入足太阳膀胱经。清膀胱而泻热，开癃闭而利水。

金匮茯苓戎盐汤 茯苓半斤，戎盐弹丸大，白术二两。治小便不利。以其土湿，则水道不利。术、苓，燥土而泻湿，戎盐利水而泻热也。

戎盐咸寒之性，直走膀胱，而清痰热，长于利水。其诸主治，能止吐血、尿血、齿舌诸血，以咸走血而性清降也。

味咸而甘，入药殊胜食盐之苦，即青盐也。

硝石

味咸、苦，性寒，入足太阳膀胱、足太阴脾经。清己土而退热，利壬水而泻湿。

金匮硝矾散 硝石、矾石等份。为散，大麦粥汁合服方寸匕。

病从大小便去，大便黑，小便黄。治女劳黑疸，日晡发热，而反恶寒，足下热，膀胱急，少腹满，其腹如水状，身尽黄，额上黑，因作黑疸，大便黑，时溏。以女劳泻其肾阳，久而水寒土湿，乙木遏陷，郁生下热，攻逼己土，己土受之，湿亦化热，以其湿热传于膀胱，而木郁不能疏泄，故小便黄涩而不利。一感风邪，泻其卫气，卫气愈泻而愈敛，皮毛遂闭，膀胱瘀热，下不能泄而表不能达，因而淫溢经络，熏蒸肌肤，而发黄色。乙木陷于壬水，积郁莫散，则少腹胀满而膀胱迫急。日晡土旺之时，湿盛热发而木郁阳陷，故足下常热而身反恶寒。太阳膀胱之经，自目之内眦上额交颠，经气上逆，故额见黑色。久而土负水胜，黄化而黑，因成黑疸。谷渣不从土化而从水化，因而大便亦黑，水从脾胃而侮土，则大便黑。土传膀胱而克水，则小便黄。总之，皆由于木邪，以肝主五色，入肾为黑，入脾为黄也。硝石咸苦，清热瘀而泻木，矾石酸涩，收湿淫而泻水也。

水中土木之郁，泻于小便，故其色黄，土中水木之郁，泻于大便，故其色黑。黑疸水陆瘀涩，隧路梗阻，硝石咸寒之性，直达下脘，利水路而泻谷道，合之矾石涤荡郁陈，注于二便，腐败扫除，正气清通，继以补中养火之剂，垂尽之命，可以再延也。

大黄硝石汤（方在大黄），治黄疸腹满，小便不利，用之以清膀胱之湿热也。

硝石，扫地霜熬成，在上者，锋芒细白，是谓芒硝，水底成块者，谓之硝石。其性重浊下行，善于利水泻热，消瘀化腐，故能医黄疸之疾。

芒硝

味咸、苦、辛，性寒，入手少阴心、足太阳膀胱经。泻火而退燔蒸，利水而通淋沥。

伤寒柴胡加芒硝汤 柴胡半斤，黄芩三两，半夏半升，人参三两，甘草三两，大枣十二枚，生姜三两，芒硝六两。治少阳伤寒，十三日不解，胸胁满而呕，日晡所发潮热，已而微利者。伤寒之证，六日经尽当解，自能汗愈，迟者十二日再经解矣。若十三日不解，已过再经之期，此非入脏，即是入腑，必不在经中也。其胸胁痞满，而作呕吐，是少阳经证。日晡所发潮热，已而微利者，是阳明腑证。以少阳之经，循胸胁而走足，经病而侵胃腑，胃腑被逼，逆而上行，阻格少阳下降之路，二气壅塞，故胸胁痞满。胃腑郁迫，故水谷莫容，而生呕利。少阳以甲木而化相火，传于戊土，则胃腑生热，阳明以戊土而化燥金，日晡土金旺相之时，故腑热应期，发如潮信。经腑双病，此本大柴胡证，外解其经而内下其腑，一定之法，乃已曾用丸药下过，缓不及事，而又遗其经证，是以犹见微利，宜先以小柴胡解其经病，后以柴胡而加芒硝，清其腑热，缘已服丸药，无须用大黄也。

金匮木防己去石膏加茯苓芒硝汤 木防己三两，人参四两，桂枝二两，茯苓四两，芒硝三合。治支饮在胸，喘满，心下痞坚，面黧黑，脉沉，服木防己汤，三日复发，复与不愈者。以土湿木郁，而生下热去石膏之清上，加茯苓以泻湿，芒硝以清热也。

伤寒大承气汤（方在大黄），用之，治阳明病，胃热便难，所以泻阳明之燥热也。大陷胸汤（方在大黄），用之，治太阳病结胸，所以泻胸膈之湿热也。金匮大黄牡丹皮汤（方在大黄），用之，治肠痈脓成，脉洪数者，所以泻肠中之瘀热也。

芒硝咸苦大寒，下清血分，泻火救焚，软坚破积，利水道而通淋涩，利谷道而开结闭，结热瘀蒸，非此不退，宿痰老血，非此不消，寒泻之力，诸药不及。

赤硝

味咸、苦，入足厥阴肝、足太阳膀胱经。软坚破积，化癥消瘕。

金匮鳖甲煎丸（方在鳖甲） 用之，治久疟结为癥瘕，以其破瘀而消癥也。

赤硝即朴硝之赤者，凡斥卤之地，咸水之旁，咸气浸淫，土上生霜，有白有赤有黄，本草所谓清白者佳，黄者伤人，赤者杀人，性烈故也。其清热软坚，消块化积，亦同诸硝，而迅利过之。

矾石

味酸，涩，微寒，入足太阴脾、足太阳膀胱经。善收湿淫，最化瘀浊，黑疸可消，白带能除。

金匮矾石丸 矾石三分，烧，杏仁一分。炼蜜丸枣核大，内脏中。治妇人带下，经水闭不利，脏坚癖不止，中有干血，下白物。以干血结瘀，脏中癖硬，阻碍经脉下行之路，以致经水闭涩不利。血瘀因于木陷，木陷因于土湿，湿土遏抑，木气不达，故经水不利。木陷于水，愈郁而愈欲泄，癸水不能封蛰，精液溢流，故下白物。矾石化败血而消癖硬，收湿淫而敛精液，杏仁破其郁陷之滞气也。

硝矾散（方在硝石） 治女劳黑疸，以其燥湿而利水也。

千金矾石汤　矾石二两。浆水一斗五升，煎，浸脚气。治脚气冲心，以其燥湿也。

矾石酸涩燥烈，最收湿气，而化瘀腐，善吐下老痰宿饮。缘痰涎凝结，黏滞于上下窍隧之间，牢不可动，矾石搜罗而扫荡之，离根失据，脏腑不容，高者自吐，低者自下，实非吐下之物也。其善治痈疽者，以中气未败，痈疽外发，肉腐脓泄而新肌生长，自无余事。阳衰土湿，中气颓败，痈疽不能外发，内陷而伤腑脏，是以死也，矾石收脏腑之水湿，土燥而气达，是以愈也。

煅枯，研细用。

云母

味甘，入足少阳胆、足太阳膀胱经。利水泻湿，消痰除疟。

金匮蜀漆散（方在蜀漆）　用之，治牝疟多寒，以其泻湿而行痰也。

疟以寒湿之邪，结于少阳之经，与淋沥之证，皆缘土湿而阳陷，云母泻湿行痰，故治牝疟而除淋沥。

白鱼

味甘，入足太阳膀胱经。善行水道，最通淋涩。

金匮滑石白鱼散（方在滑石）　用之，治小便不利，以其利水也。

文蛤

味咸，微寒，入手太阴肺、足太阳膀胱经。清金除烦，利水泻湿。

伤寒文蛤散 文蛤。为散，沸汤和服方寸匕。治太阳中风，应以汗解，反以冷水噀灌，经热被却而不得去，弥更益烦，肉上起粟，意欲饮水，反不渴者。表病不以汗解，反以冷水闭其皮毛，经热莫泻，烦躁弥增。卫郁欲发，升于汗孔，冲突皮肤，凝起如粟。烦热郁隆，意欲饮水，而热在经络，非在脏腑，则反不觉渴。是其己土必当湿旺，若使非湿，表郁燥动，未有不渴者。文蛤除烦而泻湿也。《金匮》治渴欲饮水不止者。以湿土埋郁，乙木不得升泄，则膀胱热癃，辛金不得降敛，则胸膈烦渴。文蛤清金而泻水也。

文蛤汤 文蛤五两，石膏五两，生姜三两，杏仁五十枚，麻黄三两，甘草三两，大枣十二枚。温服一升，汗出即愈。治吐后渴欲得水，而贪饮者。以水饮既吐，胃气上逆，肺金格郁，刑于相火，是以渴而贪饮。甘草、大枣，补土而益精，石膏、文蛤，清金而泻湿，杏、姜，破壅而降逆，麻黄发表而达郁也。

文蛤咸寒，清金利水，解渴除烦，化痰止嗽，软坚消痞，是其所长，兼医痔疮鼠瘘、胸痹腰疼、鼻口疳蚀、便溺血脱之证。

煅粉，研细用。

鸡屎白

微寒，入足太阳膀胱经。利水而泻湿，达木而舒筋。

金匮鸡屎白散 鸡屎白。为散，水服方寸匕。治转筋为病，臂脚直，脉上下，微弦，转筋入腹。筋司于肝，水寒土湿，肝木不舒，筋脉挛缩，则病转筋。鸡屎白利水道而泻湿寒，则木达而筋舒也。

《素问·腹中论》：有病心腹满，旦食则不能暮食，名为臌胀，治之以鸡矢醴，一剂知，二剂已。

其性神于泻水，一切淋沥黄疸之证皆医，兼能化瘀破结，善磨癥瘕而消痈肿，敷瘰疬而涂鼠瘘。

白鸡者良，腊月收之。

猪膏

味甘，微寒，入足太阳膀胱经。利水泻湿，滑窍行瘀。

金匮猪膏发煎　猪膏半斤，乱发鸡子大三枚。膏中煎之，发消药成，分，再服，病从小便去。治诸黄。以土湿木陷，郁生下热，传于膀胱，膀胱闭癃，湿热熏蒸，随经逆上，侵于肌肤，则病黄疸。猪膏利水而清热，发灰泻湿而消瘀也。又治妇人阴吹。以土湿木陷，谷道郁塞，胃中浊气，不得后泄，故自前窍，喧吹而下。猪膏利水而滑大肠，发泻湿而通膀胱也。

猪膏利水滑肠，善通大小二便，治水肿、带下之证。

乱发

味苦，入足太阳膀胱、足厥阴肝经。利水通淋，泻湿行瘀。

金匮猪膏发煎（方在猪膏）　用之，治诸黄疸，及女子阴吹，以其泻湿而行滞也。

滑石白鱼散（方在滑石）　用之，治小便不利，以其利水而通淋也。

发灰长于利水而善行血瘀，能止上下九窍之血，消一切痈肿，通女子经闭。童女发灰，治梦遗最神。

烧灰存性，研细用。

人尿

味咸，气臊，性寒，入手少阴心经。清心泻火，退热除烦。

伤寒白通加猪胆汁汤（方在猪胆汁） 用之，治少阴病，下利，厥逆无脉，干呕烦者。以手足少阴，水火同居，少阴经病，水火不交，癸水下旺，丁火上炎，是以烦生。猪胆汁清相火而止呕，人尿清君火而除烦也。

水曰润下，润下作咸，水入膀胱，下从寒水化气，是以咸寒而清火，除烦而泻热。性能止血，而寒泻脾阳，不宜中虚家。

用童子小便清白者。

裤裆灰

味苦，入足少阴肾、足太阳膀胱经。泻壬水之湿寒，疗阴阳之交易。

伤寒烧裤散 裤裆中近隐处剪烧灰，阴阳水服方寸匕，日三服。小便即利，阴头微肿，则愈。男用女者，女用男者。治伤寒阴阳易病，身体重，少气，少腹满，里急，或阴中筋挛，热上冲胸，头重不能举，眼中生花，膝胫拘急者。以伤寒之病，坎阳发泄，肌肤热蒸，而阴精自寒。大病新愈，遽与人交，以其阴寒，传之于人，寒邪内入，直走命门，水寒木枯，筋脉紧急。缘肝主筋，筋聚于前阴而属于关节，故阴器与膝胫皆挛。裤裆灰利水道而泻阴邪也。

裤裆受前阴之熏染，同类相招，善引阴邪，而通小便，故治阴阳易病，兼医女劳黄疸之病。

黄连

味苦，性寒，入手少阴心经。清心退热，泻火除烦。

伤寒黄连汤 黄连三两，桂枝三两，甘草三两，干姜三两，人参二两，大枣十二枚，半夏半升。治太阴伤寒，胸中有热，胃中有邪气，腹中痛，欲呕吐者。以中气虚寒，木邪克土，脾陷而贼于乙木，故腹中痛，胃逆而贼于甲木，故欲呕吐。君火不降，故胸中有热。姜、甘、参、枣，温中而补土，桂枝达乙木而止疼，半夏降戊土而止呕，黄连清君火而泻热也。

黄连阿胶汤 黄连四两，黄芩一两，芍药二两，阿胶三两，鸡子黄二枚。水五升，煎二升，去滓，入胶，消化，内鸡子黄，搅，温分三服。治少阴病，心烦不得卧。少阴水火同经，水胜则火负，火胜则水负。火本不胜水，其所以胜者，火旺而土燥也。君火下蛰，则心清而善寐，君火上亢，则心烦而不卧。缘坎水根于离阴，燥土克水，消耗心液，神宇不清，是以生烦。黄连清君火而除烦，芩、芍，清相火而泻热，阿胶、鸡子黄，补脾精而滋燥土也。

金匮黄连粉 黄连，研末，水调服。治浸淫疮。以土湿火升，郁生上热，湿热浸淫，结为毒疮。从口而走四肢则生，从四肢而入口则死。黄连泻湿热之浸淫也。

伤寒大黄黄连泻心汤（方在大黄），治太阳伤寒，误下成痞。附子泻心汤（方在附子），治心下痞硬，恶寒汗出。甘草泻心汤（方在甘草），治心下痞硬，干呕心烦。生姜泻心汤（方在生姜），治心下痞硬，干噫食臭。半夏泻心汤（方在半夏），治少阳伤寒，心下痞满。葛根黄连黄芩汤（方在葛根），治中风下后，喘而汗出。干姜芩连人参汤（方在干姜），治厥阴吐下后，食入即吐。小陷胸汤（方在栝楼），治小结胸，脉浮滑者。白头翁汤（方在白头翁），治厥阴下利，热渴饮水者。乌梅丸（方在乌梅），治厥阴蛔厥，心中疼热。皆用之，以其泻心君之火也。

火蛰于土，土燥则火降而神清，土湿则火升而心烦，黄连苦寒，泻心火而除烦热，君火不降，湿热烦郁者宜之。土生于火，火旺则土燥，火衰则土湿，凡太阴之湿，皆君火之虚也，虚而不降，则升炎而上盛，其上愈盛，其下愈虚，当其上盛之时，即其下虚之会，故仲景黄连清上诸方，多与温中暖下之药并用，此一定之法也。凡泻火清心之药，必用黄连，切当中病即止，不可过剂，过则中下寒生，上热愈甚。庸工不解，以为久服黄连，反从火化，真可笑也。

朱砂

味甘，微寒，入手少阴心经。善安神魂，能止惊悸。

金匮赤丸　茯苓四两，半夏四两，乌头二两，细辛一两。研末，炼蜜丸，朱砂为衣，麻子大，酒下三丸。治寒气厥逆。以火虚土败，不能温水，寒水上凌，直犯心君。茯苓、乌头，泻水而逐寒邪，半夏、细辛，降逆而驱浊阴，朱砂镇心君而护宫城也。

朱砂降摄心神，镇安浮荡，善医惊悸之证。赤丸用之，取其保护君主，以胜阴邪也。

牡蛎

味咸，微寒，性涩，入手少阴心、足少阴肾经。降胆气而消痞，敛心神而止惊。

伤寒牡蛎泽泻散 牡蛎、泽泻、海藻、蜀漆、葶苈、商陆根、栝楼根等份。为散，白饮和服方寸匕。小便利，止服。治大病瘥后，从腰以下有水气者。大病新瘥，汗下伤中，之后脾阳未复，不能行水，从腰以下，渐有水气。牡蛎、栝楼，清金而泻湿，蜀漆、海藻，排饮而消痰，泽泻、葶苈、商陆，决州都而泻积水也。

伤寒小柴胡汤（方在柴胡） 治少阳伤寒，胁下痞硬，去大枣，加牡蛎，以其软坚而消痞也。

柴胡桂枝干姜汤（方在干姜），用之，治少阳伤寒，汗下后胸胁满结者，以其化结而消满也。金匮栝楼牡蛎散（方在栝楼），用之，治百合病，渴不瘥者，以其凉金而泻热也。白术散（方在白术），用之，养妊娠胎气，以其消瘀而除烦也。

金匮桂枝龙骨牡蛎汤、伤寒桂枝甘草龙骨牡蛎汤、桂枝去芍药加蜀漆龙骨牡蛎汤、柴胡加龙骨牡蛎汤（诸方并在龙骨）。皆用之，以其敛神而止惊也。

牡蛎咸寒降涩，秘精敛神，清金泻热，安神魂而保精液，凡心悸神惊，遗精盗汗之证皆医，崩中带下，便滑尿数之病俱疗。善消胸胁痞热，缘少阳之经，逆而不降，则胸胁硬满，而生瘀热，牡蛎降摄君相之火，甲木下行，经气松畅，硬满自消。一切痰血癥瘕，瘿瘤瘰疬之类，得之则化，软坚消痞，功力独绝。粉身止汗最良。

煅粉，研细用。

龙骨

味咸，微寒，性涩，入手少阴心、足少阴肾、足厥阴肝、足少阳胆经。敛神魂而定惊悸，保精血而收滑脱。

金匮桂枝龙骨牡蛎汤　桂枝三两，芍药三两，甘草二两，生姜三两，大枣十二枚，龙骨二两，牡蛎三两。治虚劳，失精血，少腹弦急，阴头寒，目眩发落，脉得芤动微紧虚迟者。凡芤动微紧虚迟之脉，是谓清谷亡血失精之诊，男子得之，则为失精，女子得之，则为梦交，以水寒土湿，风木疏泄，精血失藏故也。相火升泄，则目眩发落。风木郁陷，则少腹弦急。桂枝、芍药，达木郁而清风燥，甘、枣、生姜，补脾精而调中气，龙骨、牡蛎，敛精血之失亡也。

伤寒桂枝甘草龙骨牡蛎汤　桂枝一两，甘草二两，龙骨二两，牡蛎二两。治太阳伤寒，火逆，下后，因烧针烦躁者。火逆之证，下之亡其里阳，又复烧针发汗，亡其表阳，神气离根，因至烦躁不安。桂枝、甘草，疏木郁而培中宫，龙骨、牡蛎敛神气而除烦躁也。

桂枝去芍药加蜀漆龙骨牡蛎汤　桂枝三两，甘草二两，大枣二两，生姜三两，龙骨四两，蜀漆三两，牡蛎五两。治太阳伤寒，脉浮，火劫亡阳，惊狂，起卧而不安者。以火逼汗多，因致阳亡。君火飞腾，神魂失根，是以惊生。浊阴上逆，迷失心宫，是以狂作。龙骨、牡蛎，敛神魂而止惊，加蜀漆以吐瘀浊，去芍药之泻阳气也。

柴胡加龙骨牡蛎汤　柴胡四两，半夏二合，人参两半，大枣六枚，生姜两半，牡蛎二两半，桂枝两半，茯苓两半，铅丹两半，大黄一两，龙骨两半。治少阳伤寒，下后胸满烦惊谵语，小便不利，一身尽重，不可转侧者。以下败里阳，胆气拔根，是以惊生。甲木逆冲，是以胸满。相火升炎，故心烦而语妄。水泛土湿，故身重而便癃。大枣、参、苓，补土而泻水，大黄、柴、桂，泻火而疏木，生姜、半夏，下冲而降浊，龙骨、牡蛎、铅丹，敛魂而镇逆也。

龙骨蛰藏闭涩之性，保摄精神，安惊悸而敛疏泄，凡带浊遗泄，崩漏吐衄，一切失精亡血之证皆医，断鬼交，止盗汗，除多梦，敛疮口，涩肠滑，收肛脱。

白者佳，煅，研细用。

附子

味辛、咸、苦，温，入足太阴脾、足少阴肾经。暖水燥土，泻湿除寒，走中宫而温脾，入下焦而暖肾，补垂绝之火种，续将断之阳根，治手足厥冷，开脏腑阴滞，定腰腹之疼痛，舒踝膝之挛拘，通经脉之寒瘀，消疝瘕之冷结，降浊阴逆上，能回哕噫，提清阳下陷，善止胀满。

伤寒附子汤 附子二枚，茯苓三两，白术四两，人参二两，芍药二两。治少阴病，身体疼，骨节痛，手足寒，脉沉者。以少阴水旺，阴凝气滞，故骨节疼痛。寒水侮土，脾胃不能温养四肢，故手足厥冷。水寒木陷，故脉沉细。参、术、茯苓，培土而泻水，芍药清乙木之风，附子温癸水之寒也。《金匮》治妊娠六七月，子脏开，脉弦发热，其胎愈胀，腹痛恶寒，少腹如扇。以水寒木郁，陷而生风，故少腹如扇，子脏开张。阳气下陷，是以发热恶寒。脾土被克，气滞不通，是以腹痛胎胀。参、术、茯苓，培土泻湿，芍药清其风木，附子温其水寒也。

伤寒桂枝加附子汤 桂枝三两，芍药三两，甘草二两，生姜三两，附子一枚，炮去皮，破八片，焙焦，大枣十二枚。治太阳中风，发汗，遂漏不止，恶风，小便难，四肢微急，难以屈伸者。以表阳汗泄，卫虚失敛，是以汗漏不止。木郁不能行水，是以小便不利。桂枝疏肝木之郁陷，芍药敛风气之疏泄，甘、枣、生姜，补土而和中气，附子暖水以益阳根也。

附子泻心汤　附子一枚，大黄二两，黄连一两，黄芩一两。治太阳伤寒，下后心下痞硬，而复恶寒汗出者。以下伤中气，升降倒行，胆胃俱逆，胃口填塞，故心下痞硬。君相二火，离根上腾，故下寒上热。上热熏蒸，是以汗出。大黄泻胃土之逆，黄连泻心火之逆，黄芩泻胆火之逆，附子温癸水之寒也。

金匮桂枝附子汤　桂枝四两，甘草二两，生姜三两，大枣十二枚，附子三枚、炮去皮脐。治风湿相抟，骨节疼痛，不呕不渴，小便不利。以水寒土湿，木气下郁，不能疏泄水道。姜、甘、大枣，和中补土，桂枝疏乙木之郁，附子温癸水之寒也。

伤寒四逆汤（方在甘草）、**真武汤**（方在茯苓）、**茯药甘草附子汤**（方在芍药）、**甘草附子汤**（方在甘草）、**干姜附子汤**（方在干姜）、**大黄附子汤**（方在大黄）、**金匮黄土汤**（方在黄土）、**附子粳米汤**（方在粳米）、**肾气丸**（方在地黄）、**栝楼瞿麦丸**（方在栝楼）、**乌头赤石脂丸**（方在乌头）、**薏苡附子败酱散**（方在薏苡）、诸方亦皆用之，以温脾肾之寒也。

伤寒小青龙汤（方在麻黄）　治太阳伤寒，心下有水气，若噎者，去麻黄，加附子一枚，水寒土湿，胃气上逆则为噎，附子温胃而降逆也。

四逆散（方在甘草）　治少阴病，四逆，腹中痛者，加附子一枚。水寒木郁，贼伤己土则腹痛，加附子暖水而生木也。

理中丸（方在人参）　治霍乱吐利，腹满者，去术，加附子，水泛土湿，贼于乙木则为满，附子暖水而燥土也。

金匮竹叶汤（方在竹叶） 治产后中风，颈项强，用大附子一枚，破之如豆大，太阳行身之背，自头下项，寒水上逆，则颈项强，附子暖水而降逆也。

阴阳之理，彼此互根，阴降而化水，而坎水之中，已胎阳气，阳升而化火，而离火之中，已含阴精。水根在离，故丙火下降，而化壬水，火根在坎，故癸水上升，而化丁火。癸水化火，阴升而化阳也，是以丁癸同经而手少阴以君火主令，丙火化水，阳降而化阴也，是以壬丙共气而足太阳以寒水司权。阴阳交济，水火互根，此下之所以不寒而上之所以不热也。水火不交，则热生于上而寒生于下。病在上下，而实缘于中气之败。土者，水火之中气也，戊土不降，故火不交水而病上热，己土不升，故水不交火而病下寒。升降之倒行者，火衰水胜而土湿也。火盛而土燥，则水枯而病实热，阳明承气之证是也。承气之证少，真武之证多，以水易盛而火易衰，燥易消而湿易长。火衰土湿，丁火奔腾而癸水泛滥，是以寒盛于中下也。

盖火不胜水，自然之理，所恃者，壮盛之时，生土以制之，至其渐衰，母虚子弱，火土俱亏，土无制水之权，而火处必败之势，寒水上凌，遂得灭火而侮土。火复而土苏则生，火灭而土崩则死。人之死也，死于火土两败而水胜也，是以附子、真武、四逆诸方，悉火土双补，以胜寒水。仲景先师之意，后世庸工，不能解也。附子沉重下行，走太阴而暖脾土，入少阴而温肾水，肾水温则君火归根，上热自清。补益阳根之药，无以易此。

相火者，君火之佐也，君行则臣从，足少阳以甲木而化相火，随君火下行，而交癸水。癸水之温者，相火之下秘也，君火不藏，则相火亦泄，君相皆腾，是以上热。而上热之剧者，则全缘于相火，相火之性，暴烈迅急，非同君火之温和也。人之神宁而魂安者，二火之归根也，君火飞则心悬而神悸，相火飘则胆破而魂惊，故虚劳内伤之证，必生惊悸，其原因水寒土湿而二火不归故也。庸工以为血虚，而用清润之药，诸如归脾、补心之方，误世多矣。当以附子暖水，使君相二火归根坎府，神魂自安。但欲调水火，必先治土，非用补土养中、燥湿降逆之味，附子不能独奏奇功也。惟惊悸年深，寒块凝结，少腹硬满，已成奔豚者，莫用附子，用之药不胜病，反为大害。当以桂、附、椒、姜，研熨脐下，积寒消化，用之乃受。凡内伤虚劳，以及各门杂病，皆缘中气不足，水旺火奔，下寒上热，未有下热者。下寒若盛，即宜附子暖癸水而敛丁火，绝有奇功。至于伤寒三阴之证，更为相宜也。其下热而不宜附子者，水寒土湿而木陷也。生气不足，故抑郁而生下热，下热虽生，而病本仍是湿寒。如崩漏遗带，淋癃痔瘘，黑疸气臌之证，悉木郁下热之证，但事清肝润燥，而寒湿愈增，则木愈郁而热愈盛。法宜于姜、甘、苓、术之内，副以清风疏木之品，郁热一除，即以附子温其下焦，十有九宜，但法有工拙，时有早晚耳。

　　纸包数层，水湿，火中灰埋，煨熟，去皮脐，切片，砂锅隔纸焙焦用，勿令黑。庸工用童便、甘草水浸，日久全是渣滓，毫无辣味，可谓无知妄作之至矣。

乌头

　　味辛、苦，温，入足厥阴肝、足少阴肾经。开关节而去湿寒，通经络而逐冷痹，消腿膝肿疼，除心腹痃痛，治寒疝最良，疗脚气绝佳。

金匮乌头汤 乌头五枚,麻黄三两,甘草三两,黄芪三两,芍药三两。治历节肿疼,不可屈伸。以湿寒浸淫,流注关节,经络郁阻,故作肿痛。甘草培土,芍药清肝,黄芪行其卫气,麻黄通其经脉,乌头去其湿寒也。

乌头赤石脂丸 乌头一分,炮,蜀椒一分,干姜一两,附子半两,赤石脂一两。治心痛彻背,背痛彻心。以寒邪冲逆,凌逼宫城。赤石脂保其心君,乌、附、椒、姜驱逐其寒邪也。

大乌头煎 大乌头五枚。水三升,煎一升,去滓,入蜜二斤,煎令水老。治寒疝,脐痛腹满,手足厥冷。以水寒木郁,不得发越,阴邪凝结,冲突作痛。乌头破寒气之凝,蜜煎润风木之燥也。

乌头桂枝汤 乌头三枚,桂枝三两,芍药三两,甘草二两,生姜三两,大枣十二枚。蜜二升,煎乌头,减半,去滓,以桂枝汤五合,煎一升。治寒疝腹痛。以肝肾寒邪,同犯脾土。桂枝补土疏木,乌头破其寒凝也。

赤丸（方在朱砂） 用之,治寒气厥逆,以其驱寒而降逆也。

乌头温燥下行,其性疏利迅速,开通关腠,驱逐寒湿之力甚捷,凡历节脚气,寒疝冷积,心腹疼痛之类,并有良功。

制同附子。蜜煎,取汁用。

蛇床子

味苦、辛,微温,入足太阴脾、足厥阴肝、足少阴肾经。暖补命门,温养子宫,兴丈夫玉麈痿弱,除女子玉门寒冷。

金匮蛇床子散 蛇床子。为末,以米白粉少许,和合如枣核大,绵裹，纳之，自温。治妇人阴寒。蛇床子温肝而暖肾，燥湿而去寒也。

蛇床子温燥水土，暖补肾肝，壮阳宜子，男女皆良。疗前阴寒湿肿痛，理下部冷痹酸疼，断赤白带下，收溲尿遗失，浴疗癣痂癞，熏痔漏顽疮，打扑、惊痫、脱肛、脱阴并效，漱牙痛，吹盯耳，浴男子阳痿绝佳。

去壳取仁，微研用。作浴汤，生用。